Quelle philosophie de la famille pour la médecine de la reproduction ?

Collection L'ETHIQUE en mouvement

La réflexion multidisciplinaire dans le domaine de la santé et de la maladie est accueillie dans l'espace offert par cette collection.

Cet espace d'accueil appelle entre autres, les travaux du Laboratoire d'Éthique Médicale, de médecine légale, de droit de la santé et de Santé Publique, ceux du Master de Recherche en éthique médicale et ceux de la formation doctorale de la faculté de médecine et de l'Université René Descartes Paris 5. Il accueille également les travaux d'autres chercheurs ou universitaires en Éthique issus de groupe de recherche français, canadiens et d'autres pays, notamment européens et du monde de la francophonie.

Déjà parus

* **Fondements d'une réflexion éthique managériale en santé,** (Dossiers), 1996.

* **Ethique médicale ou bioéthique ?** (Cahiers), 1997.

* **L'accès aux soins des populations démunies.**

Situation et perspectives en 1996 (Brigitte Ménoret-Calles), 1997.

* **Ethique de la recherche et Ethique clinique** (Cahiers), 1998.

* **Une responsabilité de santé publique ?**

Interfaces européennes Industriels / Utilisateurs, (Dossiers), 1999.

* **Fiabilité et acceptabilité de la téléradiologie**

(Vincent Hazebroucq), (Dossiers), 2000.

* **Visions éthiques de la personne** (Cahiers), 2001.

* **Ethique des pratiques en chirurgie** (Martine Gaillard et Jean Paul Méningaud) (Dossiers), 2003.

* **Le consentement dans les pratiques de soins et de recherche en médecine : entre idéalismes et réalités cliniques,** (Grégoire Moutel), (Dossiers), 2003.

* **Les éléments du corps humain, la personne et la médecine** (Emmanuelle Grand, Christian Hervé, Grégoire Moutel), (Dossiers), 2005.

Pierre LE COZ

Quelle philosophie de la famille pour la médecine de la reproduction ?

DOSSIERS

Préface de Jean-François Mattei

L'Harmattan
5-7, rue de l'École-Polytechnique ; 75005 Paris
FRANCE

L'Harmattan Hongrie
Könyvesbolt
Kossuth L. u. 14-16
1053 Budapest

Espace L'Harmattan Kinshasa
Fac..des Sc. Sociales, Pol. et Adm. ;
BP243, KIN XI
Université de Kinshasa – RDC

L'Harmattan Italia
Via Degli Artisti, 15
10124 Torino
ITALIE

L'Harmattan Burkina Faso
1200 logements villa 96
12B2260
Ouagadougou 12

Pour ma fille, Claire.

http://www.librairieharmattan.com
diffusion.harmattan@wanadoo.fr
harmattan1@wanadoo.fr

ISBN : 2-296-00549-7
EAN : 9782296005495

Avant-propos

L'édition du livre de Pierre Le Coz est l'expression d'un rapprochement de ceux qui, en France, ont la lourde responsabilité de penser la médecine, dans sa nature, ses progrès et les pratiques qui sont devenues possibles faisant elles-mêmes évoluer les relations sociales.

En effet, les facultés de médecine se sont dotées d'espaces de réflexion éthique que la loi relative à la bioéthique du 6 août 2004 a rendu obligatoire au niveau régional : « Ils constituent alors, en lien avec les centres hospitalo-universitaires, des lieux de formation, de documentation, de rencontre, et d'échanges interdisciplinaires sur les questions d'éthique dans le domaine de la santé ». L'espace éthique méditerranéen fondé par le Professeur Jean-François Mattéi est en ce sens pionnier.

Pour aborder les pratiques d'assistance médicales à la procréation, pour les professionnels, il était indispensable qu'un philosophe établisse les questions éthiques posées en termes de conséquences sur les institutions - qui pérennisent des valeurs au sens de Paul Ricoeur dans sa petite éthique – que sont la famille, le mariage, le couple et les principes qui régissent la filiation, la maternité, la paternité... Un juriste aurait eu une autre approche, de même un anthropologue. C'est ce qui fait justement l'opportunité de la publication du livre de Pierre Le Coz ; celui-ci doit permettre une meilleure discussion entre différentes disciplines universitaires sur les avancées scientifiques qui induisent des possibilités d'utilisation en médecine, discussion autant indispensable au niveau thérapeutique, que préventif que prédictif. Le conseil médical s'avère alors d'une lourde responsabilité. En effet, comment imaginer un discours médical qui ne s'imprègnerait pas des notions établies par les différentes disciplines dans le domaine où il devrait éclairer le patient ? Une transparence permettant l'information et le consentement des patients à ces techniques - ce que caractérise la notion de démocratie sanitaire employée dans la loi du droit des malades du 4 mars 2002 - qui obérerait de tels éléments interdisciplinaires ne devrait pas se suffire en ce qui concerne la réflexion éthique qui la caractériserait.

Dans le concert des diverses pensées universitaires sur ce sujet qui pourront enrichir le débat autant professionnel, personnel et collectif au sens démocratique, un tel livre est d'autant plus pertinent.

En effet, ces pratiques qui interagissent sur la fabrication de l'homme, sa stabilité, sa création, ses finalités et sens que l'individu imprime à sa vie pour être ; de telles pratiques doivent être l'objet d'une réflexion autant du couple ou de la personne qui en fait la demande qu'aux professionnels qui sont en mesure de la satisfaire.

C'est tout l'intérêt du déploiement d'une véritable multidisciplinarité dans les facultés de médecine qui permette aux praticiens d'enrichir leurs discours. Ces derniers doivent en effet, pour éclairer le patient ou le « couple » au mieux, prendre en compte leurs désirs. Cependant dans la proposition faite par le médecin s'insinuent bien naturellement les volontés de bienfaisance et de performance des chercheurs qui souvent sont ceux qui proposent ces nouvelles techniques. De même les industriels dans leurs volontés de profit existent, certes à un autre niveau mais qu'une telle réflexion ne saurait négliger.

Devant toutes ces interactions, la société a décidé de poser des limites après un débat très long qui a déjà produit deux lois de bioéthique...

C'est par une telle production et une telle place dans le débat démocratique actuel qu'un tel livre aidera autant les étudiants à comprendre, les professionnels à s'interroger et les personnes intéressées à un quelconque titre à ce sujet à l'approfondir pour forger leurs certitudes.

Christian Hervé

Préface

Après des siècles de culture judéo-chrétienne où l'idée de salut était corrélée à celle de l'au-delà, où la perspective d'un épanouissement terrestre pouvait facilement passer pour un non-sens tant les infortunes des corps accablés de fléaux étaient grandes, les philosophies du siècle des Lumières ont cherché à promouvoir une nouvelle représentation de l'homme. A la vision de la créature chassée du paradis terrestre et vouée à porter sa croix, s'est substituée une perception optimiste de l'être humain comme être porteur de potentialités intellectuelles et morales qu'il suffisait de développer pour apaiser les misères de sa condition.

Le coup d'envoi symbolique de ce projet est sans doute à mettre à l'actif du Chancelier et philosophe londonien Francis Bacon qui n'eût de cesse de vouloir « doter la vie humaine d'inventions et de ressources nouvelles » [1].Vivre d'une vie authentiquement humaine pour Bacon, cela signifiait développer des possibilités cognitives et morales jusqu'alors insoupçonnées. Or ce projet humaniste supposait que soient mises à la disposition des hommes toutes les ressources que la science et la technique pouvaient lui apporter, tout particulièrement en matière de santé.

Nous vivons une époque où les prophéties de Bacon se sont réalisées. L'homme a appris à dompter les forces de la nature. Il a percé le mystère de son être biologique et sa santé s'est sensiblement améliorée au moyen du développement des sciences médicales. Et pourtant, à l'heure où se profile la perspective menaçante du premier clone humain, pouvons-nous raisonnablement abonder dans le sens de son optimisme ? Encore, le clonage n'est-il que l'arbre qui cache la forêt. Car c'est au quotidien, ici et maintenant, dans les centres de

[1] Bacon F., *Novum Organum*, PUF, Paris, [1620] 1986, p.141.

fécondation *in vitro*, que les prouesses du génie humain dans le champ de l'assistance à la procréation révèlent toute l'ambiguïté du progrès technique.

De « l'enfant-mémoire » conçu par sa mère avec la semence d'un mari décédé à « l'enfant-prothèse » programmé en vue de sauver la vie d'un aîné malade, en passant par les « bébés Nobel » et autres rejetons de « mamans-mamies », la liste des enfants issus des manipulations de laboratoire ne cesse de s'allonger. Avec les années, nos esprits se familiarisent avec l'idée que l'enfant n'est plus celui que l'on attend mais ce que l'on fabrique. De plus en plus nombreux sont par exemple les Etats qui autorisent le choix du sexe de l'enfant à naître pour convenance personnelle.

Même si elles débordaient le strict cadre de l'assistance à la procréation, il faut reconnaître que les lois de bioéthique (dont j'avais eu l'honorifique quoique lourde tâche d'être le Rapporteur en 1994) étaient largement imprégnées du souci de réguler les pratiques de la médecine de la reproduction. Malgré les réticences, nombreuses à l'époque, un consensus s'est dégagé autour de l'utilité de disposer d'un arsenal juridique dans le milieu des professionnels de santé concernés. Pour autant, de même que l'on dit de la plus belle femme du monde « qu'elle ne peut donner que ce qu'elle a », le législateur le plus inspiré ne peut pas faire plus et mieux que de proposer quelques balises aux praticiens confrontés à la demande sociale. Une loi de bioéthique ne tient pas lieu d'éthique et un décret juridique n'a pas vocation à se substituer à un examen de conscience.

Un seul exemple suffira à nous en convaincre. Lors du récent travail de révision des lois de bioéthique auquel je me suis attelé lors de mon mandat ministériel - travail qui s'est concrétisé par la version renouvelée de la loi du 6 août 2004 - députés et sénateurs ont convenu à une forte majorité qu'il ne fallait pas permettre la conception d'enfants *in vitro* dès lors que le géniteur était décédé avant l'implantation utérine de l'embryon. Mais que doivent faire les médecins lorsque le père est gravement malade ? Même si le pronostic ne laisse augurer rien de bon, la loi n'interdit pas l'implantation de l'embryon. La loi ne peut pas s'immiscer dans la casuistique que fait naître la question de savoir si le père a droit à se donner une descendance même si ses jours semblent comptés. Ici le problème est éthique et le législateur ne peut que laisser place à l'examen en conscience de l'équipe médicale.

Aucun encadrement juridique des pratiques ne pourra jamais dispenser du questionnement éthique. C'est là que réside l'intérêt de la présente contribution philosophique de Pierre Le Coz. Un des apports majeurs de son livre est de montrer que les techniques de procréation assistée ne constituent pas en elles-mêmes un danger. D'une façon générale, ce qui est dangereux dans la technique moderne, c'est la disposition d'esprit qu'elle véhicule : le sentiment que tout est calculable, manipulable, programmable, y compris les enfants à naître. Certes, la médecine doit rectifier les injustices de la nature et la stérilité en est une. Mais rectifier n'est pas effacer. La surenchère dans l'artifice doit nous faire craindre de perdre le sens de l'enfant, de le transformer en objet de commande et de consommation. Le sens de l'enfant, écrit Pierre Le Coz, est de donner une existence extérieure à l'amour intérieur que deux êtres ressentent l'un pour l'autre. Vue sous cet angle philosophique, une fécondation *in vitro* ne doit pas avoir d'autre visée que celle de concrétiser l'amour conjugal à travers la constitution de la famille. La fragilisation de nos représentations symboliques de la cellule familiale et de l'équilibre psychologique des enfants de demain n'entre pas dans la vocation humaniste de la médecine.

Ce qui fait l'originalité du livre de Pierre Le Coz au regard de la littérature déjà existante à ce sujet, c'est qu'il reprend le questionnement éthique que soulève la médecine de la reproduction sur la base d'une interrogation philosophique de fond. Oublions un instant nos éprouvettes, nos pipettes, nos paillettes et nos bacs d'azote liquide. Interrogeons-nous sur le sens de ce que nous faisons : quelle est l'idée de l'homme que nous entendons promouvoir ? Quelle est sa vocation sur terre ?

Quel est le mode d'existence familiale qui est le plus adapté à son épanouissement ?

Si le médecin ne se pose pas ces questions philosophiques, alors il a implicitement accepté le rôle que notre époque est de plus en plus tentée de lui attribuer aujourd'hui : celui d'un prestataire de service. Comme tel, ce n'est plus à des hommes et des femmes en souffrance que le médecin a affaire mais à des clients qui viennent faire valoir leur « droit à l'enfant ».

Or, s'il me parait déjà éthiquement discutable d'attribuer à un homme le droit de mettre sa propre santé en danger (étant donné que ceux qui partagent sa vie sont concernés par la gravité des décisions qu'il prend), il l'est encore bien davantage de prendre des risques qui concernent et affectent directement la santé ou la vie d'autrui. C'est la crainte de prendre des risques dont les conséquences auraient à être assumées par d'autres que soi qui nous révèle la valeur du principe hippocratique qui a fondé la médecine il y a plus de 2500 ans : le principe de non-malfaisance. Ce principe qui nous enjoint à « *d'abord ne pas nuire* » doit prolonger l'éthique de l'amour du prochain par une « éthique du lointain ». Nous manquerons à notre responsabilité à l'égard des enfants de demain, si nous étouffons l'inquiétude que nous ressentons au sujet des retombées de ce que nous faisons aujourd'hui dans nos laboratoires sur leur équilibre psychologique et leur santé physique.

C'est pourquoi la philosophie de la famille que déclinent les pages du présent ouvrage n'est pas uniquement destinée aux médecins de la reproduction. Elle s'adresse à tous ceux qui ont à cœur d'exercer leur droit de regard sur le bon usage des techniques biomédicales qui décident du bonheur des générations futures.

Jean-François Mattei
(Ancien ministre, Président de la Croix-Rouge)

Introduction

« C'est peut-être l'avertissement de la peur qui peut nous conduire à la raison. La peur ne constitue peut-être pas en elle-même une position très noble, mais elle est tout à fait légitime ». (Hans Jonas, Une éthique pour la nature ; Desclée de Brouwer, Paris, [1993], 2000, p.135)

La réflexion sur la famille s'est renouvelée depuis peu sur la base d'un constat unanime : le discrédit qui frappait l'institution familiale au cours des années 1960-1970 a disparu. La famille semble de nouveau considérée comme le pilier irremplaçable de l'existence individuelle et sociale. L'éloquente exclamation de Gide - « famille je vous hais ! » - a cessé de faire sens et éveille de moins en moins d'écho dans la conscience contemporaine. La famille n'a plus mauvaise presse.

Il s'agit d'un phénomène de réhabilitation d'autant plus remarquable que nos esprits sont désormais familiarisés avec l'idée que l'histoire de la modernité ignore les demi-tours et que ce qui a été rejeté dans les poubelles du passé par une génération n'a pas coutume de se proposer comme horizon d'avenir aux yeux de la suivante. La modernité est, en effet, au moins dans l'imaginaire commun, et selon la formule consacrée « la tradition du nouveau » : rien ne perdure, tout doit changer (sauf précisément l'impératif selon lequel « tout doit changer »).

Ce qui a plié sous les coups de boutoir d'une époque est généralement voué à la disgrâce sans pouvoir jamais resurgir autrement que sous la forme d'une nostalgie à laquelle se cramponnent vainement les esprits « conservateurs » et autres « réactionnaires ». Il est d'ailleurs significatif à cet égard que d'excellents esprits puissent conclure leurs investigations sur « la famille en désordre » par le mot d'ordre de « réinventer » la famille[2] après avoir taxé de « positiviste » (un mot d'injure en France) l'attitude « qui cherche aujourd'hui à contrôler la déconstruction spontanée de la famille occidentale », et qui « doit être regardée comme une réaction à la vague de contestation antiautoritaire et antifamilialiste des années 1965-1975 » [3]. Malheur aux retardataires qui en sont encore à défendre le modèle classique de la triangularité familiale - père/mère/enfant - car il est entendu que la famille change de sens à chaque génération !

La liberté individuelle qui est pensée dans cette perspective (réputée « progressiste ») comme l'unique valeur fondatrice de la Modernité, trouverait dans l'innovation permanente la marque de son effectivité (« J'innove donc je suis libre »). Ainsi « Mode » et « Modernité » seraient l'envers et l'endroit d'une même dynamique de révolution permanente des mœurs, de sorte que sur la forme que revêtira la famille de demain, personne ne serait en mesure d'avancer ou de préconiser quoi que ce soit.

Si une telle interprétation correspondait à la réalité, il serait impossible de comprendre que nous puissions assister aujourd'hui à un « retour » à la famille. Comment ce qui, il y a peu encore, était dénigré comme foyer pestilentiel de toutes les « névroses » (pour ne rien dire des « psychoses ») a-t-il pu être si promptement réhabilité au point de constituer la valeur cardinale de nos contemporains ? Se « caser », conduite sociale qui fut, naguère, un motif de honte aux yeux de toute une génération éprise d'émancipation, devient aujourd'hui une aspiration de masse. « Cocooner », prolonger la cohabitation avec ses parents bien au-delà de l'adolescence, vouloir se marier et construire un foyer pour la vie : tout ce qui était méprisable au plus haut point est devenu digne de respect sinon d'éloge.

---

[2] Roudinesco E., *La famille en désordre*, fayard, Paris, 2002, p.244 : « la famille à venir doit une nouvelle fois être réinventée ».
[3] *Ibid.*, p.194.

Qu'est-ce que ce « retour » à la famille peut bien signifier sinon que la logique moderne se laisse difficilement interpréter comme un schéma homogène où l' « émancipation » gagnerait chaque année du terrain ?. Canto-Sperber a bien montré que le désir de l'homme d'aujourd'hui « dans ses multiples aspects parfois contradictoires » ne se réduit pas à son aspiration à l'émancipation : « les miroirs infinis fournis par les désirs des autres excitent sans cesse la volonté de l'individu à se déterminer lui-même mais sans pouvoir toujours donner à cette volonté une orientation ou un objet (...) Dans la mesure où l'individu est un être de discorde où se nouent et s'opposent des aspirations hétérogènes (...) être un individu moderne est un défi plutôt que le produit d'une émancipation nécessaire »[4].

Un des phénomènes les plus significatifs de cette réhabilitation des valeurs et de l'esprit de la famille est celui de la revendication par les personnes homosexuelles du droit à fonder une famille. Durant les années qui ont suivi la révolte de mai 1968, l'homosexualité s'était pensée sur le mode antagonique d'une alternative à la cellule familiale. Aujourd'hui, les couples gays et lesbiens militent pour consumer ce style de vie commune, modèle « traditionnel » au nom duquel ils ont jadis été fustigés. Ils ne revendiquent plus leur homosexualité comme expression d'une expérience de la liberté en marge d'un conformisme matrimonial qui serait emblématique de « l'ordre bourgeois ». La quête de soi qui orchestre notre culture individualiste ne passe plus par la marginalité mais par l'intégration. Etre en marge n'est plus le reflet d'une marginalité consentie mais d'une marginalisation subie. Là encore, ce qui était honni hier est désormais prisé et revendiqué comme un droit d'être comme les autres.

En France, comme on sait, cette nouvelle donne s'est traduite, sur le plan politique, par l'entrée en vigueur du pacte civil de solidarité (PACS) qui entérina le 15 novembre 1999

---

[4] Canto-Sperber M., *L'inquiétude morale et la vie humaine,* PUF, Paris, p.71.

l'union de deux personnes qu'elle soit de nature homosexuelle ou hétérosexuelle, sans pour autant lui offrir de bénéfices équivalents à ceux du mariage puisque l'accès à l'assistance médicale à la procréation et à l'adoption ne lui est toujours pas accordé. Même partielle, cette reconnaissance institutionnelle de l'homosexualité a divisé les consciences et posé en filigrane la question de savoir s'il existait une référence indépassable en matière de vie conjugale ou si l'on pouvait mettre sur un pied d'égalité toutes les formes de vie en couple.

A coup sûr, c'est moins la normalisation de l'homosexualité en elle-même qui a pu soulever ici ou là des réticences que les implications qu'elle semblait contenir en germe : *accorder le droit aux personnes homosexuelles d'avoir des enfants par d'autres biais que les voies naturelles classiques de la reproduction*. En effet, en dépit des persistances homophobiques perceptibles dans le lexique des injures ordinaires, un climat de tolérance s'est développé en France. L'idée que le couple homosexuel mérite une certaine reconnaissance sociale a fini par gagner les mœurs. Le vrai problème est ailleurs : si les couples gays ou lesbiens constituent des formes d'union conjugale assimilables à l'union matrimoniale classique, comment leur refuser le droit d'élever des enfants ? Pourquoi refuser à des femmes lesbiennes le droit de disposer du sperme d'un donneur anonyme si elles peuvent justifier d'une vie commune institutionnellement reconnue ? Cette question était inséparable d'une interrogation qui hante aujourd'hui encore la conscience médicale : qu'en est-il du devenir moral et psychologique des enfants adoptés ou conçus artificiellement par des couples qui ne répondent pas au repère biparental immémorial ?

L'exemple de l'accès des femmes lesbiennes à la parentalité *via* la semence d'un donneur anonyme montre qu'il n'est pas si aisé qu'on pourrait le croire de tracer les limites des bonnes pratiques en matière d'aide à la procréation. Un des critères les plus couramment retenus pour tracer la frontière entre l'unité familiale triangulaire (père/mère/enfant) et les autres formes d'affiliation est la norme *naturelle*. De ce point de vue, on considérera qu'en matière de filiation, il serait imprudent de s'éloigner inconsidérément de la nature. C'est par exemple en grande partie la surenchère dans l'artificialité qui crée la réticence de la venue au monde d'un enfant conçu par clonage dans l'opinion publique. L'homme n'est pas un ange, il appartient à la nature aux lois de laquelle il ne lui est pas loisible de déroger : évincer d'un même mouvement la bipolarité anatomique (la différence naturelle des sexes) et le mode biologique de reproduction de *l'homo sapiens*, reviendrait à faire l'ange en « décorporéisant » l'être humain. Or, selon le mot de Pascal, « qui veut faire l'ange fait la bête » : en jouant le rôle de celui qu'on n'est pas (une femme dans un couple de lesbiennes se ferait appeler « tata » au lieu de « maman » pour tromper l'impression de l'enfant d'avoir deux mères), on se livre à un jeu d'auto-mystification dont nul n'est dupe au fond. Il ne suffit pas de changer les mots pour chasser la nature : ce sont bien deux corps de femmes qui tombent sous les yeux de l'enfant!

Cependant, et quand bien même il serait difficile d'en faire totalement abstraction, le critère de la nature demeure un opérateur critique insuffisant. Le propre de l'homme n'est-il pas, en effet, de refuser l'assujettissement aux lois de la nature ? La valorisation du foyer biparental ne peut se faire au nom du fait que seule l'hétérosexualité est naturelle. L'agressivité aussi est « naturelle ». Il n'est pas de constante plus répandue dans le règne animal. Est-ce à dire pour cela qu'elle doive nous servir de principe d'orientation ? La nature n'est pas Dieu et l'homme est en grande partie un être contre-nature. Il doit sa survie aux artifices et aux écarts qu'il a pris par rapport aux lois de la nature.

La famille elle-même se définit comme une réalité *instituée* autour de règles et d'interdits qui ne sont pas écrits dans la nature. Dans un passage célèbre du *Contrat Social*, Rousseau fait observer que ce qu'il y a de naturel dans le lien familial est seulement le besoin : « sitôt que ce besoin cesse, le lien naturel se dissout»[5] . Les enfants peuvent bien continuer à vivre sous l'autorité parentale mais dès lors qu'ils sont devenus capables d'assurer par eux-mêmes leur propre survie, le lien familial relève d'un « vouloir-vivre ensemble » et non pas d'un besoin organique. S'ils continuent de rester unis, poursuit Rousseau, « ce n'est plus naturellement c'est volontairement ; et la famille elle-même ne se maintient que par convention»[6] . La nature au demeurant n'ignore pas davantage l'homosexualité que l'inceste. C'est donc à double titre que la prééminence accordée au modèle familial bisexué et triangulaire par la référence à la « nature » s'avère insuffisante.

Une autre voie, pour mettre en évidence une forme prototypique et privilégiée de structuration familiale est de se tourner du côté de l'histoire. La connaissance du passé nous permettrait de repérer ce qui persiste à travers le changement. Ainsi, la famille nucléaire classique (le triangle père/mère/enfant) serait le modèle de référence de l'existence familiale en ce sens qu'elle serait la seule à résister à l'érosion du temps. Les autres configurations n'auraient pas pu franchir le cap des siècles. C'est ce que E. Roudinesco admet volontiers puisqu'elle écrit que « si l'éventail des cultures est assez large pour permettre une variation infinie des modalités de l'organisation familiale, on sait bien, et Lévi-Strauss le dit clairement, que certaines solutions sont durables et d'autres pas »[7].

Sans doute, un regard chronologique sur la famille nucléaire pourrait-il accréditer sa caractérisation actuelle en tant qu'institution « traditionnelle ». Pour autant, d'être traditionnelle ne suffit pas à la valider comme modèle de référence. Rien n'a jamais été plus nuisible au progrès social que l'argument de la tradition, tant il est vrai qu'une tradition n'est pas bonne par définition. Elle peut se substituer à une autre tradition plus

---

[5] Rousseau J-J., *Du contrat social*, coll.10/18, Union générale d'éditions, Paris, [1763] 1973, p.61.
[6] *Ibid.*
[7] Roudinesco E., *La famille en désordre*, *op.cit*, p.18.

ancienne sans pour autant se trouver du même coup investie d'un degré supérieur de légitimité. Une tradition nous trompe souvent parce que nous nous imaginons qu'elle se perd dans la nuit des temps (« ça a toujours été comme ça »). Sur ce point, une leçon d'histoire restera toujours une leçon d'humilité. Ainsi, la famille nucléaire que nous aurions spontanément tendance à enraciner dans un passé lointain n'est elle-même que le produit d'une lente évolution historique et ne se signale comme forme dominante en Occident qu'entre le XVIe et le XVIIIe siècle. Les historiens ont établi qu'au Moyen-âge, la généralité des familles se composait d'une maisonnée qui assemblait sous un même toit des apparentés, des proches et des domestiques. Il y a sans doute de bonnes raisons de penser que la famille nucléaire (qui commençait à exister dès cette époque) est un progrès moral et social. Mais l'histoire ne le démontre pas. L'histoire décrit les agencements que la réalité familiale a pu revêtir au cours des époques mais elle ne justifie en rien la prévalence du modèle familial triangulaire. Elle enregistre des faits mais le fait ne fait pas droit. La récurrence empirique d'une typologie familiale ne nous dit pas en quoi elle répond mieux aux aspirations humaines.

D'une façon générale, il semble que l'idée que nous nous faisons de la famille ne puisse pas reposer uniquement sur des critères empiriques, naturel, historique ou autres. C'est pourquoi les médecins de la reproduction sont parfois démunis au moment de justifier les décisions qu'ils prennent au sujet des couples en mal d'enfant. Ils ont besoin d'avoir une certaine *philosophie de la famille* et c'est ce besoin qui a motivé la rédaction du présent ouvrage. L'idée que nous nous faisons de la famille doit pouvoir s'appuyer sur des justifications rationnelles de ce qui nous fait approuver ou déconsidérer un certain type d'organisation familiale. Par « philosophie de la famille », nous entendons :

- Une argumentation d'ensemble cohérente qui soit à même de justifier rationnellement le primat accordé à un modèle d'organisation familiale sur d'autres. Cette argumentation peut servir de fil conducteur au médecin de la reproduction au moment de trancher dans les innombrables cas de conscience que soulève l'assistance médicale à la procréation.

- Une vision globale de l'homme, de sa destinée et de sa condition. Tout en accordant sa place à une philosophie matérialiste de la famille, dont nous montrerons la force et la cohérence, nous en défendrons une approche spiritualiste. Cette vision spiritualiste fera de la famille une réalité qui dépasse les individus qui la composent, se plaçant ainsi à contre-courant de l'idéologie individualiste qui fait de l'individu la réalité suprême. La vision de l'homme qui en résultera est celle d'un être qui tire sa dignité de son souci de garantir aux enfants de demain les conditions qu'il aurait voulues pour lui-même autant que pour ses semblables.

I - Regard médical sur la famille à l'âge du devoir hyperbolique

1) Hygiénistes et Eugénistes de la seconde moitié du XIXe siècle

Les implications de l'exercice médical sur le champ familial, si elles ont pu apparaître avec une vigueur particulière à travers le développement des techniques de l'assistance médicale à la procréation, n'en sont pas pour autant nouvelles. Dès le XIXe siècle, la médecine a été appréhendée par les pouvoirs publics comme un instrument d'éducation familiale. C'est sous le même régime de valeurs rigoristes que la médecine et la famille ont évolué jusqu'à revêtir la forme plus indéterminée qui est la leur aujourd'hui. A l'image de la famille et jusqu'à la moitié du XXe siècle, la médecine moderne est venue s'intégrer dans une phase de la Modernité où l'affirmation de l'homme comme « conscience autonome » et « sujet de droit » a été contrebalancée par une série de devoirs inconditionnels à l'égard du prochain et de la collectivité, au moyen de l'inculcation de l'esprit de discipline et d'abnégation. Les mœurs ont été longtemps imprégnées par les valeurs du dévouement à la nation, de l'esprit de famille, des leçons d'instruction civique, des devoirs commémoratifs et du sens de la discipline et ce jusqu'aux grandes mutations techniques et idéologiques qui l'affecteront à partir des années 1960-1970.

Portée par cet esprit de rigueur, la médecine, a pu apparaître au regard de ceux qui la pratiquaient comme un organe de surveillance et de coercition. Ainsi les hygiénistes du XIXe siècle se donnaient-ils pour tâche de normaliser les comportements sexuels, mettaient en garde les époux « contre les « postures illégitimes » risquant de provoquer stérilité et avortement »[8], les incitant à abréger leurs ébats et, par souci

[8] Lipovetsky G., *L'ère du vide, essai sur l'individualisme contemporain*, Gallimard, coll. Folio/Essai, Paris 1983, p. 39.

d' « hygiène sexuelle », proscrivant « la trop grande fréquence des rapports ainsi que l'acte sexuel après la cinquantaine ou la soixantaine » [9]. Certes, cet hygiénisme a coexisté avec l'objectif concomitant de « civiliser » la relation sexuelle. Mais ce souci d'adoucir le rapport au beau sexe qui transparaît dans la littérature médicale de cette époque, n'était pas adossé à un projet de promotion du plaisir féminin. Il s'agissait seulement d'optimiser les chances de la fécondation tout en détournant la femme de tentations adultérines. La médecine moderne, à bien des égards, a relayé le discours hostile au sexe diffusé par le pouvoir clérical depuis le XVIIIe siècle : « ce qui était péché est devenu maladie et monstruosité, le premier cycle des démocraties libérales a fonctionné comme un ordre normatif et répressif des sens »[10].

Les médecins seront longtemps encouragés à s'engager dans la voie de l'éducation et du contrôle des mœurs conjugales par les théoriciens de la réforme sociale. Les projets étatiques de contrôle de la qualité des naissances, à commencer par la théorie eugéniste promue par Galton de la fin du XIXe siècle[11], relayée par les variantes qu'en ont proposé médecins, généticiens et biologistes qui ont milité dans son sillage pour la « régénérescence de l'espèce humaine », ont été les expressions symptomatiques de cette préoccupation récurrente durant la première séquence de la modernité : désamorcer les potentialités désorganisatrices de l'individualisme naissant, en entravant le plus possible le déploiement de l'esprit d'indépendance et de la logique d'affirmation des droits subjectifs.

L'ambition de théoriciens comme Galton de rationaliser les choix matrimoniaux reflète, à sa manière, cette hantise de l'affirmation moderne de l'Individu souverain. Elle illustre une volonté « holistique » de le maintenir dans le respect absolu de ses devoirs envers la communauté pour minimiser le droit à la

---

9 *Ibid.*

10 *Ibid.*

11 Galton F., *Hereditary genius. An Inquiry into its Lows and Consequences*, Gloucester Mass. Peter Smith, [1869], 1972.

liberté privée qui lui était reconnu par ailleurs. Dans son livre sur l'eugénisme anglo-saxon, Kevles rappelle que Galton était « hostile à l'union libre des hommes et des femmes à la manière des coqs et des poules »[12]. Si le libéralisme économique, selon la formule fameuse, « c'est le renard libre dans le poulailler libre », on pourrait dire que le libéralisme des mœurs c'est « le coq libre dans le poulailler libre». Il y a une indétermination subjective du coq qui peut subir l'attrait de n'importe quelle poule et y succomber librement...De là, cette crainte de Galton et de ses continuateurs eugénistes que le monde humain, sous l'impulsion de l'idéologie moderne, égalitaire et individualiste, ne finisse par ressembler à un poulailler. En s'accouplant avec n'importe qui, ne risque-t-on pas de faire n'importe quoi, et notamment des enfants dégénérés ?

Sous ce rapport, le projet eugénique de planification rationnelle des mariages peut s'interpréter comme une sécularisation du « mariage de raison » qui était en vigueur dans la société religieuse traditionnelle.

L'eugénisme se combine fort bien avec l'hygiénisme ; il participe au même processus de contrôle politico-médical de la vie conjugale. La définition de l'eugénisme telle qu'on la rencontre déjà chez le Galton de la maturité, lui assigne pour contenu « l'étude des facteurs socialement contrôlables qui peuvent élever ou abaisser les qualités raciales des générations futures »[13]. Cette référence à des « facteurs sociaux » situait l'hygiénisme au cœur même du projet eugéniste. Il s'agissait, en l'occurrence, d'un hygiénisme qui ne se limiterait pas au seul combat contre les fléaux mais comporterait une dimension

---

[12] Kevles D.J., *Au nom de l'eugénisme*, trad. M. Blanc, Paris 1995. L'auteur rappelle à ce sujet qu'à l'aube même de sa diffusion, « dans le monde anglo-saxon cultivé», le projet eugéniste de Galton suscitait la critique libérale de ceux qui craignaient de le voir « interférer avec les libertés et le caractère foncièrement privé du mariage.» Sa mise en application risquant d'inclure le recours à la coercition, celle-ci irait « à l'encontre de l'idéologie dominante du laissez-faire, puisqu'elle demanderait à l'Etat d'intervenir dans le domaine des libertés individuelles (...) » (.p.26)

[13] Galton F., "Eugenics, its definition, scopes and limits", in *Sociological Papers*, Macmillan, 1905.

d'instruction des masses centrée sur l'éducation sexuelle et l'éveil à la connaissance rationnelle des lois de la procréation[14]. Typique est à cet égard la proclamation de Sicard de Plauzoles, l'un des plus notoires hygiénistes du début du XXe siècle : « en mettant en œuvre tous les moyens de la puériculture, nous pouvons empêcher les mauvaises fécondations qui résultent de l'ignorance et de l'imprévoyance, car l'ignorance des procréateurs est la principale cause de la naissance des enfants tarés. Par l'éducation sexuelle, par la civilisation de l'instinct de reproduction, nous pouvons remplacer la procréation livrée au hasard par la procréation consciente, éclairée, réfléchie et volontaire »[15].

Où l'on voit que le projet eugéniste d'amélioration de l'espèce humaine s'inscrivait dans le droit fil du progressisme des hygiénistes. Pour Sicard de Plauzoles autant que pour Galton, le progrès social supposait que l'on parvint à hisser les pratiques matrimoniales empiriques à un cran de conscience réflexive susceptible de faire de l'eugénisme une démarche personnelle et librement consentie. Car une fois averti par une enquête génétique, le sujet aura quelques scrupules à répandre ses mauvais gènes. Qui voudrait se marier avec une personne dont la famille est aussi sujette à un cancer que la sienne par exemple ? Comme dans le cas des maladies contagieuses, « le

---

[14] Nombre d'eugénistes ont vivement récusé l'idée d'imposer- par voie législative- des mesures coercitives destinées à enrayer le procès de reproduction des indésirables et à favoriser les mieux lotis. Il arrive même à un Vacher de Lapouge, par exemple, de plaider pour un eugénisme éclairé : « La première chose à faire est d'instruire et de conquérir l'opinion. C'est en ce sens que les sélectionnistes anglais et américains travaillent le plus, et avec raison. La propagation des saines notions sur le devoir envers l'espèce est indispensable, et l'accomplissement de ce devoir ne doit comporter aucune faiblesse, aucun sacrifice aux préjugés de la morale ascétique, ni à l'esprit des lois. » L'auteur songe aux associations « mettant les sujets en contact, facilitant les unions, aidant à l'éducation de leurs enfants, et leur facilitant les moyens d'en augmenter le nombre » (in *Les sélections sociales*, Paris, A.Fontemoing, 1896, p.487, cité in Taguieff P.A., *La couleur et le sang doctrines racistes à la françaises*, éditions mille et une nuit, 1998, pp.128-129.)

[15] Cf. Drouard A., *L'eugénisme en question,* Ellipses, 1999, p.84.

devoir découlerait du savoir »[16]. L'eugénisme avant d'avoir revêtu le visage du totalitarisme hitlérien auquel on a parfois tendance à le réduire aujourd'hui, a d'abord été un rationalisme hygiéniste de type cartésien : d'une grande lumière dans l'entendement doit procéder une libre inclination de la volonté. En d'autres termes, l'éducation et le développement de l'esprit critique du peuple *via* l'instruction publique devaient suffire à améliorer l'espèce humaine et la délivrer de ses maladies ataviques et de ses handicaps congénitaux.

2) L'ajustement de l'institution médicale contemporaine à la demande sociale

Projets de santé publique, les contrôles biopolitiques de type hygiéniste et eugéniste pouvaient s'acclimater à la première morale des temps modernes qui était une morale du devoir hyperbolique. Jusqu'à la moitié du XXe siècle, la conscience commune est restée familiarisée avec les valeurs chrétiennes du don de soi, du dévouement et de l'altruisme. Elle pouvait parfaitement comprendre et accepter la stérilisation ou l'interdiction du mariage pour les êtres mal conformés parce que ces méthodes eugéniques lui apparaissaient comme des formes légitimes de renoncement à soi au bénéfice de la santé publique.

---

[16] Selon une formule d' Alexis Carrel qui congédie toute idéologie politique coercitive : « A la vérité, on ne réglera jamais la reproduction des humains comme celle des animaux (...) Il semble donc que pour être utile, l'eugénisme doive être volontaire. » On peut bien croiser des animaux pour obtenir des races nobles et pures mais il faut se rendre à l'évidence : les hommes ne sont ni des chiens ni des chevaux. C'est seulement, « par une éducation appropriée », qu' « on pourrait faire comprendre aux jeunes gens à quels malheurs ils s'exposent en se mariant dans des familles où il existe la syphilis, le cancer, la tuberculose, le nervosisme, la folie ou la faiblesse d'esprit » (*L'homme cet inconnu*, Plon, Paris, 1935, p.410). Carrel récuse donc l'extrapolation galtonienne du modèle vétérinaire de procréation à la sexualité humaine (cf. Galton F. *op.cit.* p.45: "I propose to show as it is easy, notwithstanding those limitations, to obtain by careful selection a permanent breed of dogs or horses gifted with peculiar powers of running, of or doing anything else, so it would be quite practicable to produce a highly-gifted race of men by judicious marriages during several consecutive generations.")

Proclamée idéologiquement, la valeur souveraine de l'Individu est donc demeurée très relative dans les faits. Et si aujourd'hui l'opinion publique est choquée d'apprendre dans la presse que c'est par dizaine de milliers qu'un pays comme la Suède a pratiqué la stérilisation jusqu'en 1975, c'est parce que l'époque actuelle est dominée par la fin d'un âge disciplinaire de l'humanisme moderne où la liberté subjective des individus était encore contenue dans les bornes d'une soumission à un universel abstrait (que ce soit la « régénérescence de l'espèce humaine », ou dans d'autres registres, la « Patrie », la « Société sans classes », « l'Histoire », le « Progrès », « le Parti » « le Salut de la nation » etc.). A partir de la deuxième moitié du XXe siècle, toutes ces instances supra-individuelles de régulation de la vie collective ont été progressivement disqualifiées. A partir des années 1960, le travail critique des intellectuels a participé à la prise de conscience collective que les idéaux sacrificiels modernes n'avaient jamais été que des ersatz de la transcendance divine des sociétés religieuses traditionnelles. L'idéologie individualiste a pu alors se développer sur le terrain des mœurs (libération sexuelle, féminisme, droit à la contraception et à l'avortement, etc.).

La théorie eugénique est une illustration caricaturale de l'activité médicale telle qu'elle a pu être pratiquée et vécue à l'âge moderne de la morale du devoir hyperbolique[17] qui valorisait le sacrifice de soi sur l'autel de l'intérêt commun. Cet âge est désormais révolu. En trois décennies, nous sommes passés d'une forme limitée à une forme élargie d'individualisme par une progressive déculpabilisation du désir de vivre pour soi. Vivre pour soi n'est plus un motif de honte, et nous ne voulons plus que quelqu'un vienne nous « faire la morale » sur ce sujet. De là, la réticence collective croissante à l'égard de toutes les

[17] Nous reprenons ici les analyses de Gilles Lipovestsky (*op.cit.*) même si on peut lui reprocher sa tendance à réduire la « morale » au « moralisme » qui aboutit à penser le devoir en termes sacrificiel. Agir par devoir c'est agir de façon désintéressée. Mais un acte désintéressé n'est pas nécessairement sacrificiel. Sur cette réduction de la morale à sa caricature moralisatrice dans l'œuvre de Lipovestsky, cf. l'ouvrage de Monique Canto-Sperber, *L'inquiétude morale et la vie humaine*, *op.cit.*, p.p.29-34.

causes supra-individuelles qui voudraient faire autorité. Ce que G.Lipovetsky commente en ces termes : «jusqu'à une date au fond récente, la logique de la vie politique, productive, morale, scolaire, asilaire, consistait immerger l'individu dans des règles uniformes, à extraire autant que possible les formes de préférences et d'expressions singulières, à noyer les particularités idiosyncrasiques dans une loi homogène et universelle, que ce soit la volonté générale, les conventions sociales, l'impératif moral, les règlements fixes et standardisés (...) C'est cet imaginaire rigoriste de la liberté qui disparaît »[18].

On pourrait qualifier de « post-moderne » la médecine telle qu'elle tend à se pratiquer dans nos démocraties individualistes depuis trois décennies. La pratique médicale repose sur une relation soignant/soigné de plus en plus innervée par les valeurs de la liberté individuelle et de l'égalité. L'accès direct du patient à son dossier médical consacré par la loi du 4 mars 2002 est l'une des dernières illustrations de cette nouvelle donne.

Comme toutes les institutions contemporaines de l'émergence d'un nouveau régime de représentations du rapport de l'individu au corps social, l'institution médicale a fini par s'ajuster aux aspirations subjectives, à la jouissance hédoniste et au libre choix de son mode d'existence. Symbolique de cet ajustement à l'hédonisme ambiant, le fait que les étudiants en médecine aient adopté le profil « post-moderne » de l'individu « cool et sympa » qui soigne son « look » (allure décontractée de leur tenue vestimentaire, etc.).

S'agissant du rapport de la médecine post-moderne à l'institution familiale, l'essor des nouvelles biotechnologies, en particulier dans l'univers de la procréation, a conduit les médecins à faire face à une demande sociale inédite, libérée du scrupule de la subordination de l'individu au modèle triangulaire de la famille nucléaire (père/mère/enfant). Les équipes de

[18] Lipovetsky G., *op.cit* , p.12.

médecine de la reproduction ont été confrontées à des choix qui les ont obligées à positionner publiquement l'institution médicale au regard de la femme lesbienne, ménopausée, célibataire, veuve (ou exposée à le devenir en raison de la maladie grave du père). L'affaire d'un seul étant l'affaire de tous, la demande d'une femme à être fécondée par le sperme de son mari décédé interroge la conscience de chaque praticien non seulement sur ses représentations symboliques de la famille mais encore sur l'essence de sa propre activité : la médecine peut-elle sciemment participer à la composition de familles « monoparentales » ? Entre-t-il dans la vocation du médecin de favoriser délibérément la naissance d'enfants orphelins de père ?

3) De l'insémination artificielle à la nécessité d'une réflexion sur l'essence de la famille

On peut penser que l'institution médicale, du fait qu'elle n'appartient précisément plus à l'âge « moderne » de la morale moralisatrice du XIXe siècle, doit se borner à épouser la demande sociale. On peut estimer qu'il n'est pas de son ressort d'exercer un contrôle sur ce que doit être la famille. Sur ce point, Dagognet rappelle que le Garde des sceaux en France, à l'époque de l'irruption des techniques d'assistance à la procréation dans les années 1980, s'était d'abord « montré extrêmement tolérant »[19]. S'agissant de l'insémination avec sperme de donneur anonyme, par exemple, il ne la refusait « ni aux couples d'homosexuels, ni à la célibataire, encore moins à la veuve : ''n'importe quelle femme, dit M. Badinter, doit pouvoir bénéficier d'une IAD. Deux parents valent mieux qu'un, mais que pèse cette sage observation dans nos sociétés où le divorce est commun, où la mère peut être célibataire…il y a sans doute

[19] *La maîtrise du vivant* ed. Hachette, coll. « histoire et philosophie des sciences », 1988 p. 167

quelque paradoxe à invoquer l'intérêt de l'enfant pour lui interdire de naître'' »[20].

Avec le recul, cette dernière phrase nous semble n'avoir guère de sens. Elle ne pourrait en avoir que si l'enfant existait déjà avant sa naissance, qu'il frappait désespérément à la porte de l'être et que l'accès au monde lui était obstinément refusé. La condition de signification d'une expression telle que « *interdire* de naître », c'est qu'elle soit énoncée à titre de réponse par un censeur ayant affaire à une volonté frontale qu'il vit comme récalcitrante. Or, aucun enfant n'a demandé à vivre. L'embryon, jusqu'à preuve du contraire, ne frappe pas à la porte du congélateur, il ne demande rien à personne. L'interdit ne prend sens qu'en fonction d'un désir exprimé (un désir de naître à quoi s'opposerait un interdit de naître). Il n'y a donc pas, contrairement à ce que proclamait ce grand homme de loi, « paradoxe » à « interdire un enfant de naître » au nom de son intérêt : il y a tout simplement *absurdité*.

Les limites qui ont pu être déterminées juridiquement quelques années plus tard en France par les premières lois de bioéthique en 1994 n'ont pas pris appui sur une quelconque « interdiction de naître ». Elles se sont adossées à la maxime hippocratique qui traduit le principe de non-malfaisance et prédétermine l'exercice médical en général : « D'abord ne pas nuire ». S'il n'y a aucun sens à vouloir interdire l'enfant de venir au monde (n'ayant formulé aucune demande, celui-ci n'a pas pu se heurter à un quelconque interdit), il y a un sens, en revanche, pour un médecin, à poser *a priori* un devoir de mettre tout en œuvre pour ne pas lui nuire. Il ne s'agissait pas - dans la circonstance d'une demande de femme veuve ou célibataire - d'interdire à l'enfant de naître mais d'inciter ses parents potentiels à maximiser les conditions de son épanouissement futur. Le principe de non-malfaisance s'actualise à travers les

---

[20] *Ibid.*, cité (avec approbation) par François Dagognet dont l'avis sera plus nuancé dans *Une nouvelle morale, ed des empêcheurs de penser en rond,* Paris, 1998 (réticence à l'idée d'une insémination pour la femme célibataire).

règles que se donne le médecin pour prévenir la production d'une douleur (morale ou autre) qui aurait pu être évitée par un autre moyen disponible. Une médecine de la reproduction placée sous l'égide du principe de non-malfaisance n'est donc pas une médecine qui interdit aux enfants de naître mais une médecine qui s'enquiert des conditions dans lesquelles ils vont devoir vivre. En ce sens, elle rejoint des préoccupations qui sont déjà celles de la pédiatrie ou de la puériculture.

En faisant passer au second plan la question des répercussions que les conditions de sa naissance peuvent avoir sur la santé psychologique de l'enfant, M. Badinter laissait entendre que la famille nucléaire traditionnelle (triangulaire) n'était plus qu'un modèle parmi d'autres. La médecine post-moderne serait celle qui a renoncé à imposer des normes pour régir les décisions médicales en matière de procréation. De ce point de vue la famille post-moderne se conjugue au pluriel et nul modèle ne peut se prévaloir d'une quelconque supériorité sur les autres agencements de la vie familiale. Les eugénistes d'antan qui tentaient de dissuader les conjoints de se marier en raison des risques de transmission héréditaire de pathologies repérables dans leurs généalogies respectives, n'étaient-ils pas dangereusement assurés de savoir ce qu'est la « vraie » ou la « bonne » famille ? Dès lors, ne vaudrait-il pas mieux abandonner toute norme, tout schéma familial de référence ?

Force est de constater qu'en écartant l'accès aux techniques d'assistance médicale à la procréation aux femmes célibataires, lesbiennes ou veuves, les lois de bioéthique de 1994 avaient présupposé la prévalence du modèle familial tripartite. Elles ont reconduit la suprématie de la famille simplement « moderne », celle qui est fondée sur le mariage. C'est ce qui apparaît entre autres, dans le fait que les concubins (à la différence des couples mariés) doivent justifier de deux ans de vie commune pour bénéficier de l'assistance artificielle à la procréation. A quoi il faut ajouter qu'en cas d'échec de la fécondation artificielle, le médecin ne peut proposer l'adoption qu'aux couples mariés. Les concubins – et *a fortiori* les couples homosexuels- ne peuvent être parents adoptifs.

Le pouvoir médical est donc l'enjeu de décisions qui ne sont pas uniquement d'ordre médical mais ressortent de sphères d'ordre divers, symbolique, moral et philosophique. Du fait de l'imposition d'une législation (en la circonstance celle du 6 août 2004), le médecin, qu'il le veuille ou non, est tenu d'assurer la reproduction d'un certain modèle culturel. Son pouvoir décisionnel demeure aujourd'hui encore borné par certaines représentations symboliques « traditionnelles » qui gravitent autour de la famille.

Il nous paraît essentiel que les médecins spécialisés dans l'aide à la procréation puissent avoir une conscience explicite de ces représentations symboliques et de la justification éthique des limitations prescrites par la loi dans leur domaine de compétence. En effet, sans une compréhension qui saisisse - au-delà de la simple codification juridique - la *philosophie de la famille* qui est défendue à travers le cadre législatif actuel, le médecin ne pourra se départir d'un sentiment d'arbitraire. D'une façon générale, les décisions médicales qui ne se détachent pas sur fond d'une compréhension philosophique de leur justification ne se fondent que sur le respect de la loi en vigueur ; comme telles, elles font l'objet d'une exécution mécanique. Nous savons qu'une législation en acte, bien que portée par l'exigence de sa pérennisation, correspond toujours à un moment donné de l'histoire. Parce qu'elle est en partie le reflet d'une époque, elle demeure susceptible de réaménagement, voire de retournement en fonction de l'évolution des mœurs ou des changements d'orientation politique au sein de l'administration des Etats[21].

---

[21] C'est ainsi qu'en France, l'Assemblée Nationale avait modifié, en janvier 2002, l'article L.2142 des lois de bioéthique en vigueur en élargissant les conditions de recours à l'assistance médicale à la procréation, par l'adoption de deux amendements : « le premier (...) supprime la condition des deux ans de vie commune pour les personnes non mariées et la remplace par la notion de *concubins*. Les auteurs de l'amendement ont justifié de modifier ainsi les conditions prévues par le législateur de 1994 pour deux raisons : la discrimination résultant du dispositif en vigueur entre couples mariés et non mariés et l'âge tardif auquel, parfois, beaucoup

Aussi, les décisions qui n'ont pas d'autre justification aux yeux du médecin que la nécessaire accommodation au droit positif sont-elles dépourvues de toute portée éthique. Elles se donnent à vivre comme des applications formelles d'une réglementation extérieure et sans vie. Le médecin qui méconnaît la philosophie de la famille sous-jacente aux dispositions législatives en vigueur ne peut pas répondre aux interrogations des patients autrement que par un rappel de l'existence de la loi (« c'est la loi qui le veut, ce n'est pas moi. »).

Pour avoir une véritable portée éthique, une décision d'assistance à la procréation ne doit pas s'étayer uniquement sur un texte de loi. Elle doit pouvoir se recommander d'une interprétation cohérente et rationnelle de ce qu'est une famille. Une décision médicale est éthique lorsqu'elle peut se justifier rationnellement, indépendamment des liens qu'elle aura avec un code de déontologie ou de santé publique. Seul celui qui peut faire sienne la valorisation (tacite) du modèle triangulaire classique de la famille (père/mère/enfant) est en mesure d'adhérer pleinement à sa propre décision. L'intérêt d'avoir une vision philosophique et globale de la famille est de mettre chaque médecin en position d'apporter des réponses aux questions à propos desquelles la loi demeure muette (questions relatives à la révélation aux enfants de leur conception artificielle avec sperme de donneur anonyme, etc.).

---

de femmes font des demandes d'AMP. Le second (...) prévoit d'autoriser le recours au transfert *post mortem* d'embryons. Ainsi, dans un délai compris entre six mois et dix-huit mois après le décès du père, la femme peut demander que soit réalisé le transfert de l'embryon » (Giraud F., *Bioéthique*, Rapport N°128 de la Commission des Affaires sociales, 2002/2003, p.163). Le changement de majorité qui renouvela la composition des membres de l'Assemblée Nationale quelques mois après ces nouvelles orientations, leur désapprobation lors de leur passage devant le Sénat en janvier 2003, ont derechef infléchi la législation en matière d'AMP dans le sens des dispositions de 1994. Par quoi il apparaît que les décisions médicales en matière d'AMP requièrent un fondement philosophique qui outrepasse les vicissitudes des constructions juridiques.

II - Explicitation du sens des limites imposées à l'assistance médicale à la procréation par les normes familiales

1) Familles modernes et familles post-modernes

Le concubinage et la famille monoparentale se présentent comme des composantes saillantes du paysage familial contemporain. Pourtant, les décisions d'assistance à la procréation demeurent juridiquement contenues dans des limites culturelles déterminées par le privilège accordé au modèle familial triangulaire fondé sur le mariage. On peut comprendre cette prédominance de la configuration familiale classique, en retraçant sommairement les grandes lignes de l'évolution de la famille dans les sociétés démocratiques au cours des dernières décennies.

La morale dans laquelle ont baigné les démocraties occidentales jusque dans les années 60, a fondé la stabilité de la cellule familiale sur des valeurs disciplinaires cristallisées autour de la figure centrale du père, intronisé « pilier » de l'édifice familial. Evoquant ce modèle de la famille des années cinquante, Théry rappelle qu'il « avait été théorisé, sous l'influence du sociologue américain Parsons, comme le plus conforme au développement des forces productives »[22]. Il était, par suite, destiné à se pérenniser. Or, force est de constater que la famille a évolué. « Ce qui pouvait passer il y a trente ans pour une péripétie, écrit Irène Théry, est désormais reconnu comme une véritable mutation »[23] qui s'exprime à travers des données statistiques hautement significatives [24].

---

[22] Théry I., *Couple, filiation et parenté aujourd'hui.* Ed. Odile Jacob, « la documentation française », 1998, p14.
[23] *Ibid.* p.13
[24] Augmentation du taux de divortialité : 22.5% en 1980 ; 38,3 en 1996 ; augmentation des couples non-mariés : 4.2 millions de personnes en France parmi les 29.4 millions vivant en couple en 1994 ; augmentation des naissances naturelles : 11.4% des naissances en1980, 37,6 % en 1996...

Sur le plan culturel, cette évolution de la forme familiale s'est traduite par l'émergence d'une opposition entre deux courants idéologiques : d'un côté, le clan des « familialistes »; de l'autre, celui des « individualistes ». Le premier courant se définit par un libéralisme tempéré qui valorise l'existence familiale triangulaire comme lieu privilégié d'épanouissement de l'enfant. La référence est le groupe familial sans lequel l'individu n'est rien. Le deuxième courant correspond à l'affirmation de la souveraineté du sujet indépendant et ramène tendanciellement la famille au résultat d'une rencontre entre individus indépendants. L'individu existe avant la famille qui n'est qu'un rassemblement de sujet indépendants. On retrouve le modèle « associatif » de Rousseau qui étaye la famille sur la libre volonté de sujets liés les uns aux autres par simple convention[25].

Une opinion courante consiste à dire que la mutation de la famille, depuis la fin des années 1960, correspond au déclin du premier modèle (familialiste) et à la montée en puissance du second (individualiste) : « l'individu devient la véritable cellule de base de la société, la famille étant désormais non pas un groupe prédéfini mais le réseau que dessinent *a posteriori* des échanges interindividuels de plus en plus autonomes et sélectifs»[26]. Le fait en lui-même ne se laisse pas aisément interpréter dans le sens d'un progrès social : l'extension de l'individualisme donne des motifs de craindre « l'atomisation du groupe », même si une telle tendance se trouve « en partie compensée par les besoins affectifs et les intérêts matériels des individus »[27]. Chacun a conscience que l'homme n'est pas né pour vivre seul et que la solitude, comme le disait déjà Aristote, est « source de bien des peines ». Les nécessités économiques tempèrent également les tentations du désengagement quand le revenu du conjoint constitue la principale ressource financière.

---

[25] Rousseau J-J., *Du contrat social*, op.cit., p.61.
[26] Théry I., *Couple, filiation et parenté aujourd'hui., op.cit..*, p.16
[27] *Ibid.*

Cette évolution des mœurs dans le sens de la « subjectivisation » des normes morales a pour conséquence la relativisation du modèle classique de la famille ternaire : « l'individu cherchant à accomplir son authenticité, privilégiant l'échange électif et intersubjectif, la famille se diversifie. Familles légitimes et naturelles, familles biparentales, monoparentales et recomposées marquent une profonde diversification du paysage familial »[28].

S'agissant du rapport plus étroit entre l'évolution de la famille et les techniques d'assistance à la procréation, il y a lieu de se demander si la prédominance culturelle du modèle associatif et individualiste de la famille laisse encore la possibilité à l'institution médicale de faire valoir une éthique « familialiste » pour désavouer les demandes des couples qui bouleversent la configuration symbolique traditionnelle de la famille. Selon l'interprétation la plus couramment répandue aujourd'hui, en effet, « l'individu prenant le pas sur le groupe, la norme collective est radicalement dévaluée. Toute intrusion de la règle, en particulier quand elle prend une forme prescriptive, apparaît comme une immixtion de la société dans l'espace privé de l'autonomie individuelle »[29] .

L'affrontement idéologique entre les conceptions (« familialiste » et « individualiste ») de la famille procède des divergences d'appréciation dans l'évaluation du phénomène d'individualisation des normes et de pluralisation des modèles familiaux. D'un côté, les familialistes mettront l'accent sur « l'égotisme, le refus des engagements, le désir à court terme, le triomphe du chacun pour soi »[30] qui fait passer en pertes et profits la santé psychologique de l'enfant. Les divorces se multiplient et l'enfant est sacrifié sur l'autel de l'arbitraire subjectif. Sous cet aspect, le médecin de la reproduction ne devrait s'avancer que d'un pas prudent sur ce terrain glissant et

---

[28] *Ibid.*
[29] *Ibid.*
[30] *Ibid.* p.17

ne pas mettre ses techniques au service de la déliquescence de l'institution familiale en consacrant des modèles de vie familiale par trop marginaux. Il ne devrait pas apporter sa caution au modèle individualiste en participant à « la disqualification de la morale », en acceptant « le désordre des passions » ou « la jungle des intérêts personnels »[31]. Sous cet aspect, les techniques d'assistance médicale à la procréation devraient être exclusivement réservées aux couples mariés sans enfant. Elles ne devraient pas être mises au service de familles recomposées dont les conjoints accusent un âge où la procréation a besoin d'une béquille biotechnologique.

De leur côté, les « individualistes » mettront l'accent sur les valeurs promues par l'évolution post-moderne de l'entité familiale : « l'épanouissement, l'authenticité, l'élection affective et le triomphe de l'amour». S'agissant de la privatisation des normes, elle apparaîtra plutôt comme un « refus des préjugés, des conventions sociales et du formalisme, la reconnaissance des singularités, la valeur nouvelle de la responsabilité de soi »[32].

S'agissant des conséquences du déploiement de la logique post-moderne d'émancipation des mœurs, en particulier le processus de « pluralisation des familles », les jugements de valeur sont connus d'avance : les « familialistes » y verront l'affaiblissement de la « vraie » famille, « la promotion de modèles inférieurs, de sous-familles, voire de non-familles », là où les « individualistes » célébreront « la fin du modèle unique, l'authenticité des trajectoires, l'exigence du dialogue et la force du lien »[33].

Cependant, nous ne pouvons nous contenter d'une approche strictement sociologique de la famille. La tâche de la sociologie en effet n'est que d'enregistrer des données statistiques et de mettre les discours idéologiques dominants à

---

[31] *Ibid.*
[32] *Ibid.*
[33] *Ibid.*

l'épreuve des faits observés[34]. Une description sociologique n'est pas une prescription éthique. D'un point de vue sociologique, le privilège attribué à un modèle familial est un simple fait empiriquement observable à quoi on peut opposer (et à quoi s'opposent au demeurant) d'autres visions de la réalité familiale.

L'étude du sociologue demande à être complétée par un travail philosophique qui détermine l'*essence* de la famille. En effet, pour s'orienter dans la réalité fluctuante des « tendances » et des opinions véhiculées par les évolutions culturelles depuis quarante ans, le médecin a besoin de savoir si les idéologies respectivement en jeu (« familialiste » et « individualiste ») peuvent être autre chose que de simples systèmes de croyances contingentes de pures constructions intellectuelles dépourvues de tout fondement rationnel. Il a besoin, en d'autres termes, de savoir si les discours « individualistes » et les « familialistes » peuvent se réclamer d'argumentations à vocation universelle qui en feraient d'authentiques positions philosophiques.

Par suite, la question que nous avons à affronter est la suivante : peut-on créditer un modèle familial d'une justification philosophique susceptible d'offrir aux professionnels de la médecine reproductive une ligne directrice ? En fonction d'une telle ligne, ceux-ci pourraient s'orienter dans la pratique et se déterminer en chaque circonstance sur un mode qui ne soit pas seulement celui de l'obéissance passive et mécanique aux textes en vigueur.

2) Philosophie de la famille moderne

Pour faire correspondre le « familialisme » et « l'individualisme » à des attitudes de pensée qui ne soient pas

---

[34] C'est ainsi du reste qu'Irène Théry montre dans son ouvrage, statistiques à l'appui, l'écart entre ce qui est dit au sujet de la déliquescence de la cellule familiale et ce qui a effectivement lieu (un attachement persistant aux valeurs de la famille).

de simples croyances idéologiques et passionnelles, il importe dans un premier temps de s'appliquer à déterminer le foyer commun à partir duquel se construit leur divergence.

S'il est une plate-forme théorique commune à l'une et à l'autre de ces deux visions de la famille, elle se situe dans le même congé qu'elles donnent à la conception traditionaliste qui fonde la famille sur la négation de l'existence individuelle. La famille n'est pas une fin en soi comme si la personnalité intime (entendue comme singularité biographique) pouvait être négligée dans son aspiration à l'épanouissement. Que ce soit dans le discours des familialistes ou dans celui des individualistes, on ne trouve plus trace de l'acception originelle du concept de « famille » qui évoque la dépendance des serfs, la subordination des assujettis à la collectivité (latin : « famul », osque : « famel »). La famille au sens féodal est l'ensemble de ceux qui oeuvrent en faveur d'une exploitation agraire. Se retrouvent intimement liées deux idées : « celle de totalité indivise et celle de dépendance »[35].

Le modèle de la société traditionnelle méditerranéenne offre l'illustration d'une typologie familiale où l'individu n'a pas d'existence propre : chaque personne est telle que le définissent ses relations familiales : père, fils, épouse, mère. L'organisation familiale repose sur la transmission du nom et du patrimoine prédéterminés par les ascendants. La base économique et matérielle de la subsistance l'emporte sur l'aspect intime et affectif de la relation. Les pères se concertent pour conjoindre les futurs époux (à un âge précoce, en général) sans autres considérations que celles qui ont trait à la transmission du patrimoine. L'autorité parentale assure sa prépondérance sur l'inclination intime. Une seule date nous fera mesurer l'abîme qui sépare le sujet « autonome » moderne du sujet « hétéronome » pré-moderne : en vertu de l'édit de 1556, les enfants mariés sans l'autorisation des parents sont déshérités et

[35] Solinas P., « La famille » in *La méditerranée, les hommes et l'héritage*, Champ Flammarion, 1986 p. 83

déclarés hors la loi. En 1579, une ordonnance de Blois punit de mort ceux qui auraient épousé sans le consentement des parents des mineurs de moins de 25 ans.[36]

En résumé, au sein de la société chrétienne traditionnelle l'individu n'a d'existence que relativement à une chaîne familiale dont il ne peut pas se dissocier. A la question « qui suis-je ? », l'homme médiéval répond en termes de lignage : « je suis le fils de » « je suis la fille de ». L'idée d'un sujet isolé, seul dans son intimité et indépendant dans ses choix (donnant son « consentement libre et éclairé ») ne semble pas avoir effleuré la conscience de cette époque[37].

Dire que le sujet est un « fils » ou une « fille », c'est dire qu'il ne peut se penser que sur un mode relationnel de type intergénérationnel ; qu'il ne se conçoit pas indépendamment de son ascendance (de même que sa descendance ne pourra pas se penser séparément de lui). Aïeux, grands-parents, parents régissent à chaque instant les croyances et les modes de vie de leurs enfants. Les questions relatives à la manière d'accomplir son salut ne se posent pas. Il y a une voie du salut et il faut s'y conformer.

Ces sociétés sont appelées des sociétés holistes (*holos* qui veut dire le tout, l'ensemble). Ce concept signifie que l'ensemble collectif a plus de valeur et de réalité que l'élément singulier. La destinée personnelle de l'individu n'est pas dissociable du sort de la totalité à laquelle il appartient. Le maintien de la communauté et de ses structures symboliques, la transmission de son héritage culturel et religieux sont des impératifs qui priment sur le principe de la liberté individuelle. Cette subordination du sujet au groupe s'exprime au sein des groupes sociaux à travers le fait qu'une famille a plus de valeur et de réalité que les membres qui la composent. L'individu n'est qu'un maillon dans

---

[36] Flandrin, *Familles. Parenté, maison, sexualité dans l'ancienne société*, Seuil, Paris, 1976, p. 130 (repris par Luc Ferry in *L'homme-Dieu ou le sens de la vie*, op.cit p. 136-137.)

[37] cf. Ferry L., *L'homme-Dieu ou le sens de la vie*, Grasset, Paris, 1996, p.132

une chaîne familiale qui lui lègue la charge ancestrale de transmettre un nom et un patrimoine à travers la constitution d'une descendance. Le but de la famille est de pérenniser un lignage, par la production et la reproduction.

Cette représentation relationnelle du sujet, puisant dans l'extériorité familiale la substance de son intériorité, donne un relief particulier au parcours de Descartes, figure emblématique de l'entrée de l'humanité occidentale dans les Temps Modernes. La pensée de Descartes porte l'empreinte de l'effondrement de cet univers traditionnel consécutif à la naissance de la civilisation moderne, qui va conduire l'individu à déterminer lui-même ses valeurs et ses principes d'action. Le profil et l'itinéraire de ce penseur symbolisent la disposition d'esprit propre à la modernité, un esprit de conquête épris d'aventure, avide de changement, passionnément tourné vers l'exploration de nouvelles connaissances, de nouveaux horizons culturels et géographiques. Etre moderne est une véritable manière d'être, une nouvelle façon de se rapporter à soi comme être séparé de ce qui le précède. Le sujet moderne est celui qui a un passé mais qui n'est pas son passé. Il demeure assurément un chaînon dans une histoire familiale et collective mais il n'a plus pour vocation d'en reproduire l'héritage. La perpétuation de son nom à travers la filiation revêtira de moins en moins d'importance. L'idée qu'il faut avoir absolument un garçon pour perpétuer un nom représentera plus un enjeu décisif. Cette préoccupation est devenue quasiment nulle pour la grande majorité d'entre nous. Nous avons emprunté à Descartes son « je pense donc je suis » pour nous opposer au « je suis le fils ou la fille de ». Notre être, nous ne voulons plus le puiser dans un héritage quelconque mais le tirer de l'exercice de notre pensée personnelle.

3) Détermination « spiritualiste » de l'essence de l'être familial

Dans la pensée libérale, les considérations patrimoniales sont bannies comme extrinsèques et l'intérêt économique est renvoyé en direction de la « société civile ». A l'âge de la modernité, « le fait d'être amoureux est considéré comme le seul point qui ait de l'importance »[38]. Loin de reléguer la subjectivité au second plan, la famille devient le creuset de l'expression des individualités qui la composent. Sur fond de cette option libérale commune, se détachent deux orientations philosophiques : la première est une compréhension spiritualiste de la famille, laquelle a été thématisée conceptuellement pour la première fois par Hegel. La famille y est conçue comme un agencement d'essence spirituelle qui existe en soi-même, une « substance » dont les membres ne sont que les « accidents »[39]. Dans l'ordre des représentations idéologiques que nous avons recueillies précédemment auprès des sociologues, elle se rapprocherait davantage de la conception « familialiste ». Elle s'opposera à une compréhension matérialiste (formalisée de nos jours par Dagognet), qui – comme nous le verrons par la suite- incline davantage la famille vers la catégorie sociologique d' « individualisme »[40].

---

[38] Hegel F., *Principes de la Philosophie du Droit*, Vrin, Paris, § 162 add. p.201

[39] cf. *ibid.* §163 : « L'identification des personnalités qui fait de la famille une seule personne et de ses membres des accidents (...) est l'esprit éthique».

[40] François Dagognet parle de préférence de « famille mosaïque » car le mot individualisme évoque une indépendance de l'individu vis-à-vis du groupe qui cadre mal avec son interprétation du rapport entre le sujet et la communauté. Notons d'ailleurs que le concept d'individualisme est si large qu'il pourrait aussi qualifier le fondement du familialisme (on songera ici au concept d' « individualisme moral » de Durkheim qui met en avant l'individualité mais au travers du lien social).

a) L'essence dialectique de la famille selon Hegel

Le point de vue spiritualiste fonde la famille sur le mariage. Le lien matrimonial consacre une affinité élective entre deux personnes hétérosexuelles qui se sentent appelées à fonder une cellule familiale à partir d'une préférence subjective mutuellement partagée. Hegel critique les peuples « où le sexe féminin fait l'objet de peu de considération »[41] (le sentiment de la femme n'entre pas en compte) et ceux où « ce sont les parents qui décident du mariage à leur gré sans demander leur avis aux intéressés » [42] (mariage de raison). Le mariage d'amour jette les bases d' «une nouvelle famille qui, en tant qu'indépendante, s'oppose aux lignées et aux maisons dont ses membres sont issus »[43]. L'opposition des enfants aux parents appartient à la logique de l' « esprit », lequel se définit comme puissance créatrice, vecteur de nouveauté et d'altérité. L'essence de la famille réside dans la réunion d'individus qui se libèrent des premiers attachements contractés dans les foyers d'où ils proviennent. Les enfants sont appelés à quitter et à contester leur milieu familial d'origine. Ils exercent leur puissance de « négativité » dans la construction d'un nouveau lien de parenté qui déporte à l'arrière-plan celui dont ils ont hérité. Une liaison de consanguins, par exemple, introduirait une sorte de naturalité dans la relation conjugale, alors qu'il doit s'agir d'un accord entre personnes différentes et entre lesquelles n'existe aucun lien familial préalable : « ceux qui s'unissent par le mariage doivent être issus de familles séparées, être originairement différents »[44].

Pour faire advenir un être nouveau, la dialectique requiert que ceux qui désirent s'unir soient en tout point nettement différenciés l'un de l'autre : « ce qui est déjà uni ne peut pas être uni par le mariage (...) car il faut que ce qui doit s'unir ait été séparé auparavant. La force de la procréation, tout comme celle

---

[41] *Ibid.*, § 162 add. p.201
[42] *Ibid.*
[43] *ibid* §172. p 207
[44] *ibid* § 168 p.205

de l'esprit, est d'autant plus grande que sont grandes les oppositions qui président à leur réalisation » [45].

La famille doit donc être instituée sur la base d'un mariage libre de toute attache pré-existante. La forme matrimoniale est une forme de liaison qui ne doit pas porter l'empreinte de la nature immédiate (lien de consanguinité) mais être reprise dans l'élément de la spiritualité éclairée : « le mariage entre parents de même sang est en contradiction avec le concept selon lequel le mariage est une action éthique libre et non pas une union de la naturalité »[46]. Cette liberté doit se comprendre sur le mode d'une dialectique qui articule la vraie « libération » à une forme d' « auto-limitation »[47]. En effet si le mariage doit reposer « sur le libre accord des personnes qui consentent à ne constituer qu'une seule personne »[48] (un accord indépendant de l'autorité parentale et émancipé des liens de filiation originaire), chacun des conjoints doit savoir renoncer à sa « personnalité naturelle et individuelle »[49] lorsqu'il entre dans l'état du mariage. La libération par le mariage est donc la paradoxale libération de soi par l'autre, l'arrachement au repli frileux et crispé sur la forteresse intérieure de l'ego. Le mariage nous libère de l'incomplétude mélancolique qui s'attache à toute vie solitaire.

Par le mariage, l'unité naturelle des sexes se transforme en unité spirituelle[50]. Se trans-former, c'est changer de forme : l'amour qui est au fondement de la famille suppose le biologique mais n'est pas de nature biologique. Ce qui a changé de forme subsiste toujours à titre de moment incorporé. Il est « surmonté » c'est-à-dire dépassé au sens dialectique du dépassement

[45] *ibid* § 168 add. p.206
[46] *Ibid.* p 205/206
[47] *Ibid.* § 162 p. 201
[48] *Ibid*
[49] *Ibid.*
[50] Cf. § 161 p. 200 : « en tant que relation éthique immédiate, le mariage contient, en premier lieu, l'élément de la vie naturelle (...). mais en second lieu, dans la conscience de soi, l'unité naturelle des sexes (...) se transforme en unité spirituelle, en un amour conscient ».

(*Aufhebung)* qui ne recouvre pas le sens ordinaire d'un effacement. Il ne s'agit pas d'un « dépassement » au sens où une automobile en dépasse une autre et s'en éloigne jusqu'à la perdre de vue totalement derrière elle. Dans l'idée *d'Aufhebung*, ce qui n'est plus là est qu'en même toujours présent. Ainsi, l'individualité de chacun des conjoints est à la fois maintenue et dépassée dans la réalité familiale (« La vérité est le tout » selon une formule connue de Hegel). Les stades dépassés sont intégrés (*aufgehoben*) en ce triple sens que Hegel a assigné au dépassement et qui implique à la fois suppression, conservation et sublimation.

On entrevoit dans quelle mesure la compréhension spiritualiste (dialectique) de l'essence du lien nuptial va s'écarter du modèle individualiste de la famille. L'affirmation de la suprématie de l'élément individuel sur l'élément social (l'individualisme) ne peut trouver sa place dans la formation de l'organisation familiale. Il ne peut la trouver que dans l'enceinte de la société civile, société économique et marchande qui repose sur la recherche de l'intérêt privé et engage les particuliers les uns à l'égard des autres dans des relations contractuelles. Dans la sphère des attaches privées et conjugales, il serait malvenu de mettre en avant la dimension contractuelle pour caractériser le lien matrimonial qui s'est tissé entre une femme et un homme : «le mariage n'est pas une union ayant pour base essentielle un contrat, car le mariage ne procède du point de vue du contrat, qui est l'accord des personnes dans leur singularité, que pour le dépasser »[51]. Si la famille résultait d'un arrangement entre deux volontés individuelles qui s'accordent pour vivre ensemble sous un même toit, alors l'être familial n'aurait d'autre fondement que le consentement mutuel de deux volontés. Dès lors, il s'agirait d'une libre entente pour laquelle devraient s'appliquer les règles relatives à ce type d'association : ce que la volonté a fait naître, elle serait autorisée à le faire disparaître. Aussi, la théorie contractualiste du mariage fragilise-t-elle la solidité du socle de l'être familial.

---

[51] *Ibid.*, § 163 p.202

Pour Hegel, du fait que le mariage implique le consentement de deux volontés, il n'en résulte pas que se marier puisse se réduire à passer un contrat au sens courant du terme (résiliable et dont les termes pourraient être négociés). A vrai dire, en décidant de se marier, les membres du couple ont décidé d'entrer dans une institution à l'intérieur de laquelle ils seront astreints à des obligations qu'aucun d'eux ne pourra ensuite modifier selon son bon plaisir.

b) L'essence spirituelle du fondement de la famille

L'union conjugale, cette union vivante qui rassemble dialectiquement les différences individuelles, débouche sur la création d'un être *supérieur* et qui est précisément l'être familial. Cet être familial existe en germe, dans la mesure où le mariage n'a d'autre signification que d'être une promesse de filiation. Deux êtres singuliers créent ensemble un être familial que la présence des enfants actualisera, et qui aura plus de réalité et de valeur que leur propre réalité individuelle.

Les intérêts individuels sont absorbés et dépassés par la constitution de cette unité collective qui est supérieure à l'unité individuelle de chaque membre. Pourquoi la famille a-t-elle ainsi une plus grande densité ontologique que les membres qu'elle unit ? Avant la construction de l'entité familiale, l'unité à soi est relation immédiate à soi, relation privée de vie en ce sens qu'elle n'a pas encore été médiatisée par l'ouverture à l'altérité d'autrui et la réciprocité du don mutuel. L'unité auquel le moi parvient par l'intermédiaire du mariage et de la constitution de la famille autorise à concevoir l'entrée dans l'institution familiale comme condition d'un rapport effectif et vivant de soi à soi. Le moi ne peut parvenir à la plénitude de l'exercice de ses facultés (intelligence, imagination, sensibilité, etc.) que s'il se vit comme « membre et non comme personne pour soi »[52]. La famille

[52] *Ibid.*, § 158 p.199

actualise l'essence relationnelle de mon être. C'est pourquoi l'individu qui participe à l'édification de l'entité familiale fonde une réalité supérieure qui a pouvoir sur lui.

Cette réalité n'est matériellement pas tangible ; c'est l'esprit et non l'œil qui peut en saisir l'effectivité. La réalité familiale est une réalité *spirituelle* dans les trois sens du concept d' « esprit » :

- ce qui n'est pas perceptible par les sens ;
- ce qui transcende les individus et détermine leur être véritable ;
- ce qui revêt la forme de l'absolu : le don de soi est inconditionnel et, partant, le lien qu'il instaure est indissoluble (quoique Hegel admette le divorce dans les cas les plus graves[53]).

C'est en ce triple sens que, dépouillé de son aspect purement idéologique (passionnel, subjectif, non argumenté), le *familialisme* est philosophiquement un *spiritualisme*. Dans cette philosophie spiritualiste qui fait reposer la famille sur le mariage, le concubinage n'est pas une relation spirituelle parce qu'elle se vit comme exposée à la déliaison. Ce type de lien n'est pas parvenu à s'opposer franchement au simple attrait sexuel ou à la superficialité de la passion immédiate[54]. Seul le mariage, en effet, donne à l'amour subjectif une objectivité et une stabilité que Hegel met en avant à travers la catégorie d' « amour

---

[53] Cf. add. §163 p.202 : « C'est parce qu'il contient le moment de la sensibilité que le mariage est instable et n'exclut pas la possibilité de sa dissolution. Mais les législations doivent rendre cette possibilité très difficile à réaliser et ainsi maintenir le droit de la vie éthique contre le bon plaisir des individus .» le divorce relève d'une institution : « comme le mariage est quelque chose d'éthique il ne peut pas être dissous par l'arbitraire individuel, mais seulement par une autorité éthique, qu'il s'agisse de l'église ou d'un tribunal. Si la désunion est totale, comme, par exemple dans le cas de l'adultère, l'autorité religieuse doit, elle aussi, permettre le divorce » (*Ibid.*§176 p.210)

[54] cf. § 163 add. p.202: " le mariage se distingue du concubinat par le fait que ce dernier a surtout pour but la satisfaction des tendances naturelles, alors qu'elles sont maîtrisées et contenues dans le cas du mariage. »

éthique »[55]. L'amour n'est pas passif, il requiert un travail de maîtrise de soi. Mais cette contrainte est libératrice. En effet, la liberté ne réside pas dans la possibilité d'échapper aux contraintes mais dans la capacité à surmonter les contraintes que l'on s'est soi-même imposées.

Ce qui fait la spécificité de ce type d'amour, c'est qu'il implique le renoncement à soi en tant qu'agent d'autodétermination (c'est « nous » et non « moi » qui décidons d'acheter une maison, de déménager, etc.). L'amour est une forme de reconnaissance de l'existence de l'autre qui n'exclut pas mais dépasse le simple « respect de l'autonomie». Hegel écrit à ce propos que « l'amour désigne la conscience de l'unité que je forme avec quelqu'un d'autre, de telle sorte que je ne sois pas isolé pour moi, mais qu'il ne me soit possible d'acquérir la conscience de moi que par la suppression de mon être pour-soi et par la connaissance de moi-même comme d'une unité que je forme avec l'autre et que l'autre forme avec moi »[56]. Dans l'amour, poursuit cet auteur, « le premier moment consiste en ceci que je ne veux pas être une personne indépendante et autonome et que, si je l'étais, je me sentirais incomplet et imparfait. Le second moment consiste en ceci que je me conquiers dans une autre personne, que je vaux en elle et que, réciproquement, cette personne se conquiert et vaut en moi»[57]. Le concubinage définit la condition de deux êtres qui aspirent à atteindre le second moment sans passer par le premier : l'un et l'autre veulent se conquérir l'un par l'autre mais sans renoncer à leur indépendance. En glorifiant l'harmonie avec l'autre, le mariage, en revanche, fait naître l'harmonie en soi-même, il consacre la victoire du moi solidaire sur le moi solitaire.

---

[55] .Il n'est pas admissible que l'un des époux disloque l'ensemble domestique en fonction de désirs passagers et d'émotions éphémères. cf. sur ce point § 163 add §.202: "le mariage doit être considéré comme indissoluble. Le but du mariage est un but si élevé que toute autre considération demeure sans force par opposition à lui et lui est subordonnée. »

[56] *Ibid.* § 158 add. p. 199.

[57] *Ibid.*

Le privilège dont jouit aujourd'hui le mariage au regard de la liaison concubine dans la législation relative à l'assistance médicale à la procréation et à l'adoption, vient de ce que la consécration matrimoniale du lien amoureux lui communique symboliquement sa pérennité. Tandis que dans le concubinage l'individu pressent l'éventualité d'une rupture, sous le régime du mariage il se sent moins spontanément enclin à s'arroger la possibilité de détruire ce qu'il a socialement érigé.

c) La célébration nuptiale

Par la solennité du mariage, la liaison du couple déborde la sphère de l'intimité pour revêtir une forme d'existence collective. Lors de sa célébration, la communauté toute entière reconnaît le couple, consacre la réalité de l'union par une cérémonie où les autres membres de la cité lui signifient la solennité du moment (tenues vestimentaires de circonstance, présents, etc...). La médiation de l'altérité - le regard approbateur de toute la collectivité qui applaudit et célèbre l'union - achève de donner à l'individu la conscience que cet acte d'union crée une réalité qui le déborde lui-même, comme les sphères concentriques qui se dessinent sur l'eau débordent le geste de la main qui y a jeté une pierre. La relation conjugale vient se fondre au cœur de la cité, elle la réchauffe. Les passants, tout au long de l'avancée du cortège, s'arrêtent en chemin pour regarder et saluer les mariés ; les proches et les amis adressent des félicitations : c'est la fête de la sociabilité humaine, son triomphe sur les fausses valeurs individualistes de l'indépendance privée et de la souveraineté égocentrique. Par ce biais symbolique, les mariés perçoivent l'effet produit par leur action commune sur la réalité extérieure.

La loi n'exige pas ces manifestations festives et rituelles. Le juge ne s'intéresse qu'à la promesse (au « oui je consens » et à la signature). Le philosophe spiritualiste, quant à lui, réclame de l'institution qu'elle exprime sa vocation profonde en exhibant le spirituel présent dans le temporel de la cité. L'église n'a pas le monopole de l'expression spirituelle de l'existence humaine. La spiritualité (nature immatérielle et affective de l'union, transcendance de l'être familial sur l'être individuel, inconditionnalité du lien matrimonial) est objectivée dans toutes les formes institutionnelles de célébration du lien social et non pas seulement dans les églises, même si le spirituel n'exclut pas le religieux (Hegel, au demeurant, était favorable à la célébration ecclésiastique).

D'aucuns estiment que les conjoints peuvent se dispenser de cette séance publique qu'ils perçoivent comme pompeuse, extérieure et formelle (« bourgeoise »). Mais que vaut une promesse privée qui refuserait de s'afficher au-dehors, qui se déroberait à la consécration institutionnelle et spirituelle ? « La déclaration solennelle du consentement au lien moral du mariage, ainsi que la reconnaissance et confirmation de ce lien par la famille et la communauté -(...) - constituent la conclusion formelle et la réalité effective du mariage »[58].

d) De l'alliance à la filiation : le concept d' « amour éthique »

Le mariage est une conclusion qui est en même temps un point de départ. Dans la philosophie spiritualiste, la référence à la procréation est essentielle au concept de famille. C'est la raison pour laquelle elle n'admettrait pas les mariages homosexuels. La logique dialectique de l'union conjugale exclut l'identité naturelle des conjoints. Seuls ceux qui sont radicalement différents peuvent être pleinement réunis et parachever leur union dialectique dans cette « réalité empirique substantielle »[59] de l'amour conjugal qu'est l'enfant. A travers la venue au monde des enfants, l'unité du mariage, qui n'était

[58] *Ibid.* § 164 p.203
[59] *Ibid.* § 173 p.208

encore « qu'intimité et disposition d'esprit » devient objective. Elle prend la forme d'une réalité extérieure que les parents ont sous les yeux : « dans leurs enfants, ils ont devant eux le tout de leur union. Dans son enfant la mère aime son mari et, de même, le mari aime sa femme dans son enfant »[60]. Tandis que dans la constitution d'un patrimoine commun, l'unité de l'homme et de la femme « ne se réalise que dans une chose extérieure » (une maison par exemple), « dans les enfants, elle se réalise dans quelque chose de spirituel, dans quelque chose où les parents sont aimés et qu'ils aiment également »[61]. La présence d'une objectivité de l'union surmonte la séparation des deux époux qui demeuraient encore maintenus l'un *en face* de l'autre. Leur unité n'était fondée que sur la sensibilité et n'avait pas, de ce fait, reçue « l'objectivité véritable »[62].

L'enfant, dès lors qu'il est envisagé comme le fruit d'une transformation de la discontinuité qui séparait deux êtres dans l'espace en une continuité qui les réunit dans le temps existe d'emblée au-delà de sa seule réalité biologique. Il exprime toujours autre chose que sa matérialité physique : l'épaisseur d'une histoire d'amour qu'il couronne sous la forme de sa présence spirituelle. Une naissance ne se définit pas comme l'apparition dans l'espace d'un individu naturel s'additionnant à d'autres individus qui étaient déjà là avant lui. La naissance humaine a ceci de caractéristique que l'enfant est l'expression vivante d'un lien immatériel et affectif qui dépasse (sans l'effacer, conformément au sens dialectique du dépassement) le lien charnel et sanguin.

La filiation ne peut pas se penser indépendamment de la relation conjugale. Il n'y a pas d'un côté l'alliance et de l'autre la filiation mais l'amour filial se nourrit de l'amour conjugal. La filiation n'est pas fondée sur le seul amour de l'enfant mais plus exactement sur l'amour de l'enfant *en tant qu'il est le reflet de*

[60] *Ibid.* § 173 add. p.208
[61] *Ibid.*
[62] *Ibid.*

l'amour des parents. La descendance est la cristallisation de l'amour parental. L'enfant objective l'intimité de l'affection que les parents ont l'un pour l'autre ; il accomplit le rêve des parents de donner une forme extérieure à leur amour réciproque. En ce sens on pourrait dire que l'homme descend du songe. Il matérialise un imaginaire parental, il rend visible l'invisible, le monde des sentiments et des désirs et des rêves.

C'est dire que la filiation n'est pas simplement le lieu d'une transmission de caractéristiques génotypiques mais l'instauration d'un lien affectif et spirituel qui fait partager à l'enfant l'héritage culturel et moral de ses parents. En même temps qu'il est le miroir de leur amour, l'enfant cristallise les valeurs éducatives et sociales partagées par ses ascendants. Ce qui est transmis à l'enfant dans la filiation c'est ce qui va précisément lui permettre de dépasser l'enfance, d'actualiser les facultés qui sommeillent en lui : « la nécessité ou le besoin d'être éduqué existe chez les enfants sous la forme d'un sentiment qui leur est propre, celui de l'insatisfaction d'être tels qu'ils sont : c'est le penchant qui les incite à appartenir au monde des adultes qu'ils pressentent comme supérieur au leur, ou encore le désir de devenir grand »[63]. L'amour des parents pour l'enfant est donc un amour *éthique*. Du point de vue des parents, l'amour éthique s'objective dans l'engagement concret du père et de la mère auprès de l'enfant pour le former à l'altérité du monde. Du point de vue de l'enfant, l'amour éthique se manifeste comme le sentiment à la faveur duquel il parvient à ressentir l'assurance de pouvoir surmonter la dureté de cette altérité : « pendant son enfance, l'homme doit bénéficier d'un climat d'amour et de confiance créé par ses parents »[64].

Ce qu'il y a de commun entre l'amour conjugal et l'amour dont l'enfant est lui-même investi, c'est que dans les deux cas, il s'agit d'une affection marquée du sceau de l'éthique qui lui confère stabilité et consistance. Sur ce point encore, les règles

---

[63] *Ibid.*

[64] *Ibid.* § 175 p.209

relatives à la filiation portent un message éthique puisque notre système de droit concernant l'adoption repose sur le principe d'un amour qui engage les parents dans le temps. Quand un homme et une femme décident d'adopter un enfant qui apportera à leur union sa consécration spirituelle, ils décident de se donner à un enfant. Abandon est un nom qui vient de l'ancien français « *à bandor* » : « au pouvoir de ». Abandonner un enfant à des parents adoptifs veut dire remettre en leur pouvoir le devoir d'élever cet enfant. Ils ne pourront aller ultérieurement frapper à la porte du juge en lui disant qu'ils ne désirent plus garder cet enfant. Le juge ne pourra faire mieux que de les aider à assumer leur engagement.

Le lien de filiation est donc fondé sur un amour éthique qui ignore l'humeur du moment, la variabilité des circonstances et l'impulsion contingente des penchants immédiats. La configuration triangulaire de l'être familial repose sur un *désir* naturel d'enfant qui a été dépassé (au sens de *l'Aufhebung*) par le *vouloir* de l'enfant. Le désir peut être changeant, capricieux, circonstanciel. On peut avoir le *désir* de se débarrasser de l'enfant qui est insupportable mais on ne peut pas en avoir la *volonté*. La volonté n'est pas un désir ponctuel mais une tension permanente de l'être qui persiste à travers le temps et transcende les aléas de la fortune.

A titre d'illustration de cette conception spiritualiste de la famille (immatérialité, transcendance et inconditionnalité du lien), on peut citer un cas de figure qui met en évidence le rôle symbolique et spirituel du système d'affiliation. Une mère donne la vie à un enfant conçu et engendré dans le temps du mariage. Cependant, peu après cette naissance, cette femme entame une procédure de divorce pour se remarier avec son amant d'antan. Le premier mari, qui n'est pas le père biologique, ambitionne la garde de l'enfant au motif que celui-ci est né à l'intérieur de l'union. Le tribunal qui juge en fonction d'une conception spirituelle de la filiation privilégiera en la circonstance la vérité spirituelle contre la biologique. Puisque le mari expulsé a réclamé la garde de l'enfant et s'est attaché à lui, alors que celui qui s'en affirme tardivement le père semblait moins empressé de s'en occuper, le tribunal tranchera non pas à partir d'une recherche de paternité mais en fonction du dévouement qui est la marque de l'amour éthique. Une philosophie spiritualiste comme celle de Hegel ne peut qu'apporter sa caution à cette suprématie du spirituel sur le naturel.

4) La philosophie matérialiste de la famille

Devons-nous adhérer sans réserve à cette compréhension spiritualiste de la famille ou faut-il lui apporter quelques correctifs ? Peut-on lui opposer une autre interprétation de l'être familial ? Dagognet l'a mise à l'épreuve d'un examen critique au terme duquel il met en avant le concept de « famille mosaïque » qui introduit une rupture significative avec le modèle hégélien. Cette rupture se détache sur fond de continuité. Le matérialisme communie avec son opposé spiritualiste en un même refus de placer l'humain sous l'autorité de la Nature. Ainsi, le lien de filiation qui rattache une fratrie à son ascendance n'est pas à chercher du côté du biologique. Le primat de la paternité sociale et affective sur la paternité biologique donne à la filiation un caractère résolument institutionnel. La philosophie matérialiste offre une approche du mariage qui n'est pas sans présenter quelques airs de ressemblance avec celle dont Hegel a célébré l'essence dialectique. Elle maintient l'idée qu' « avec le mariage, il s'agit bien de l'instauration d'un être », qui épanouit ceux qui entrent en lui (librement) : « il les libère de leur isolement et de leur limitation »[65]. Dagognet retient aussi de la philosophie spiritualiste l'idée selon laquelle « la venue au monde d'enfants dans ce foyer consacre l'union, la concrétise et surtout la vivifie (est alors réalisée la triangulation fusionnelle) »[66].

---

[65] *Ibid.* p. 67
[66] *Ibid.*

a) Le concept de « famille mosaïque »

Néanmoins, le point de vue matérialiste se définit par la négation de toute entité dont l'essence ne serait pas matérielle (en particulier l' « esprit »). Il récuse la réalité d'un être d'essence immatérielle (l'être familial) dont la teneur et la valeur seraient supérieures à celles des constituants (les membres) sur la base desquels la famille prend forme. On se souvient que pour Hegel il y a un « esprit » de famille qui - en tant qu' « esprit » - caractérise un être qui n'est pas perceptible par les sens, qui transcende les individus, détermine leur être véritable et revêt la forme de l'absolu (le don de soi est inconditionnel). Se dessine ici le lieu de rupture du matérialisme avec le spiritualisme dont la grille de compréhension est « organiciste ». L'organicisme est la thèse selon laquelle les organes sont solidaires les uns à l'égard des autres et à l'égard du tout (l'organisme) auquel ils appartiennent. Dans la perspective du spiritualisme, le modèle organiciste conduit à concevoir la famille comme une totalité spirituelle à l'harmonie de laquelle chaque partie participe au titre d'organe subordonné. Dans ce schéma organiciste, les membres de la famille sont étroitement associés du fait qu'ils existent dans et par la totalité à laquelle ils doivent leur substance ontologique.

On peut résumer l'antagonisme en disant que le point de départ du spiritualisme est la toute (l'unité de l'organisme familial), tandis que la base du matérialisme est constituée des éléments (la multiplicité des éléments dissociés de la mosaïque familiale). Le commencement de la famille, du point de vue « mosaïque » défendu par Dagognet, est l'extériorité d'individus séparés les uns des autres et qui peuvent à n'importe quel moment s'extraire de l'entité familiale dont ils prédéterminent librement l'économie générale (monoparentale, biparentale, homoparentale...). Pour Dagognet, ce n'est pas le tout qui fonde l'unité des parties (spiritualisme) mais l'existence de parties divisées au départ (matérialisme) qui détermine l'existence de la réalité familiale. Il n'y pas d' « esprit » de famille, il y a des personnes qui sont rassemblées sous un même toit et demeurent extérieures les unes des autres, quand bien même elles s'enrichiraient mutuellement par le fait de cette co-présence.

Selon Dagognet, la conception spiritualiste de la famille est tributaire d'un modèle de compréhension obsolète. Il n'existe nulle part d'être « organique » qui transcenderait l'effectivité de « parties »[67]. Il n'en va pas autrement pour la famille et c'est pourquoi la philosophie de Hegel est une philosophie qui reste empreinte de théologie : « le théologien raisonne toujours en termes traditionnels, ceux d'une famille triangulaire, aux rôles immuables et surtout indissociables »[68].

Mais s'il récuse la conception holiste au regard de laquelle les membres n'existent que dans et par une totalité familiale d'essence spirituelle et triangulaire, le matérialisme ne nie pas pour autant l'éminente valeur de l'union matrimoniale. Il entend simplement promouvoir (à la faveur du concept de famille mosaïque) « une famille hétérogène, en tout cas un effacement de la famille traditionnelle »[69]. Le spiritualiste a tort de défendre la famille immuable. Certes, la famille est une « ontogénie »[70]: elle favorise le développement aussi bien des époux que de leurs enfants. Du reste, « il suffirait de comparer, mais l'expérience n'est pas réalisable, le sujet qui vit à l'intérieur

---

[67] Cf. Dagognet F., *La maîtrise du vivant,* Hachette, coll. « histoire et philosophie des sciences », Paris, 1988, .p.182 : « Le XXe siècle vient d'abandonner une attitude qui remonte aux premiers temps, grâce à la connaissance de la logique du vivant. On en a saisi peu à peu le fonctionnement. (...) Le mendelisme, pour enjamber les siècles (…), met un terme au fondement même de la biologie, celui de l'unité d'un être aux segments indissociables et en harmonie les uns avec les autres. Le vivant en effet, additionne des caractères qui ne se fondent jamais. La preuve ? Ils réapparaissent bien distincts, quand (…) ils se sont éclipsés. Cette 'vue en mosaïque' condamne sans appel le dogme d'une physiologie holiste.». Manière de dire que la totalité biologique elle-même n'étant pas une totalité « organiciste », elle ne saurait fournir de modèle à la compréhension d'aucune autre réalité.

[68] Ibid. p.153 les termes que les nouvelles techniques de l'assistance médicale à la procréation ont permis de dissocier sont le génétique, le gestationnel, l'éducatif.

[69] Dagognet F., *Une nouvelle morale*, Les empêcheurs de penser en rond, Le Plessis-Robinson, 1998, p.63

[70] *Ibid.*

d'une famille harmonieuse et le même sujet qui vivrait dans l'isolement et le repli ; la différence prouverait le pouvoir de l'union qui transforme ceux qui en bénéficient »[71].

Cela étant, le modèle spiritualiste - en raison de ses attaches au paradigme de l'organisme - est trop rigidement fixé sur la totalité. Il est typique de l'esprit « moderne » naissant du XIXe siècle qui valorise l'effacement du moi au profit d'une réalité supérieure de nature sociale. Aussi, n'accepte-t-il le divorce que dans des conditions strictes et non sans avoir préalablement cherché des biais juridiques pour le dissuader. Or, le divorce ne peut plus être réservé à des cas extrêmes comme semblait le vouloir Hegel. La perpétuation d'un conflit suffit à le justifier aux yeux de Dagognet : « comment tolérer la perpétuation d'un état où s'est installé le conflit et qui compromet l'équilibre de ceux qui en dépendent »[72] ? Non seulement le modèle spiritualiste et triangulaire de la famille ne peut pas se prévaloir d'une quelconque supériorité sur les configurations familiales post-modernes, mais, selon Dagognet, on peut aller jusqu'à dire que la famille recomposée offre des opportunités inédites et des motifs de fière satisfaction pour les enfants de divorcés : « nos sociétés ont atténué leurs réticences : de plus en plus elles s'accommodent de la famille mosaïque que la facilité du divorce a multipliée. Du même coup, la famille biologique s'éclipse devant la sociale (le beau-père ou la belle mère sont chargés de l'éducation et du développement de l'enfant qui vit sous leur toit et sans qu'on observe de trouble de la personnalité de celui qui bénéfice de cette pluriparenté) ; l'enfant irait même jusqu'à se prévaloir aussi bien d'un père que d'un beau-père »[73].

De ce point de vue, le divorce ne doit pas s'interpréter trop hâtivement comme la victoire de l'arbitraire subjectif sur la solidarité du groupe car il s'agit bien souvent, en le favorisant,

[71] *Ibid.*
[72] *Ibid.*p.64
[73] *Ibid.*p.73 (il serait à souhaiter que les séparations s'opèrent toujours dans des conditions aussi bien ajustées aux aspirations subjectives de l'enfant...)

de permettre l'éclosion d'une autre cellule familiale plus vivante que celle qui est démantelée. Sous ce rapport, il apparaît que le choix ne se situe pas entre la famille et l'individu mais entre deux familles dont l'une s'éteint tandis que l'autre s'annonce. Or comment ne pas « soutenir l'agonisante, hostile à l'autre, qui est active, en voie de développement »[74] ? C'est parce que les éléments qui se dissocient d'une totalité en voie de désagrégation peuvent se rassembler pour recomposer un nouvel assemblage qu'il est heureux que la société contemporaine ait rendu possible le divorce « par consentement mutuel » qui, entre autres bénéfices, met fin aux conséquences punitives de l'adultère.

La philosophie matérialiste de la famille n'ignore pas les dangers liés à la facilité du divorce qui tend à faire du contrat de mariage un contrat ordinaire et semblable à ceux qui se nouent, dans la prudence et la méfiance réciproque, sur la scène de la société civile. Mais si « nous glorifions le mariage réel » alors « nous faciliterons la démolition de ce qui a cessé d'exister et de valoir et qui empoisonne même la vie de ceux qui restent sous le joug d'un pacte vidé de son sens »[75]. Cette conception de la famille se caractérise en outre par le rejet du lien trop étroit que le spiritualisme a construit entre alliance et filiation. Sauf à subordonner les contractants à un être pré-existant (l'Esprit de famille qui transcende les penchants subjectifs de ses membres), on ne peut pas faire de la procréation la destination exclusive du mariage. En effet, si la procréation constituait « la substance du mariage », celui-ci serait « transformé en système à reproduire l'espèce »[76].

Selon Dagognet, ceux qui s'assemblent pour composer un foyer peuvent déterminer librement la forme que recevra leur union. Les prolongements du mariage sont contingents même si, en règle générale, c'est la procréation qui lui fait suite. L'essence du lien matrimonial ne saurait se confondre « avec l'un de ses

[74] *Ibid.*p.65
[75] *Ibid.* p.66
[76] *Ibid.*

effets, si important qu'il soit »[77]. Le mariage n'est pas entièrement lié à l'union sexuelle et à la procréation. Sa finalité se limite à l'instauration d'un espace collectif d'intimité qui modifie en retour ceux qui l'ont volontairement édifié.

Retrancher du concept de famille l'élément de la finalité reproductive revient à affaiblir l'argument (spiritualiste) qui exclut l'homosexualité du lien matrimonial au motif de son irrémédiable infécondité. A en croire Dagognet, le mariage homosexuel (avec tout ce que pourrait impliquer en France une telle consécration institutionnelle en matière de droit d'accès aux techniques d'assistance à la procréation) ne peut être refusé au motif qu'il ne débouche pas sur la filiation. L'argument spiritualiste suivant lequel « le mariage ne relève pas de la biologie mais de "la spiritualité qui s'objective" »[78] va plutôt dans le sens d'une reconnaissance du mariage entre deux personnes du même sexe. Ce qui seul doit entrer en ligne de compte c'est la profondeur de l'amour qu'ils éprouvent l'un pour l'autre.

Il est vrai que dans la philosophie spiritualiste de la famille, la création d'un être familial digne de ce nom requiert la différence préalable des êtres individuels qu'elle élève à l'unité. Cependant, selon Dagognet, cette objection n'est pas décisive car l'altérité existe aussi entre personnes homosexuelles. Mieux, « nous pouvons trouver plus d'hétérogénéité entre des individus de même sexe (...) qu'entre ceux qui sont de sexe différents »[79]. Le monopole de l'opposition créatrice peut d'autant moins être attribué à la différence entre le masculin et le féminin qu'une telle différence ne dépasse guère la trivialité du plan anatomique. Les psychiatres et les psychanalystes (à commencer par Freud) ont observé que notre psychisme se caractérise par la bisexualité psychique. C'est pourquoi lorsqu'on pose la question de la différence du masculin et du féminin en termes d'intimité et

[77] *Ibid.*
[78] *Ibid.*, p.69
[79] *Ibid.*

d'intériorité subjective, l'insuffisance du critère anatomique apparaît au grand jour. La féminité est dans l'homme autant que la masculinité l'est dans la femme : « l'androgynie caractérise chacun d'entre nous ; varie seulement la proportion du masculin et du féminin »[80].

Il suit de là que si le spiritualiste n'a pas tort de poser l'altérité comme condition initiale de la naissance de la communauté familiale, cette altérité ne doit pas être hâtivement réduite à sa signification anatomique. Elle peut revêtir des dimensions qui échappent à la différence biologique : « l'écart entre homosexuels (altérité) suffit pour qu'ils puissent créer une communauté fructueuse, tant il est vrai qu'elle ne peut s'accomplir qu'entre des individus ''non-identiques'' »[81].

Le point de vue matérialiste concédera volontiers que dans la mesure où la procréation apporte sa dimension objective (l'enfant) à l'union subjective des conjoints, le mariage homosexuel ne peut être qu' une forme d'unité imparfaite (« la forme avortée du matrimonial »[82]). Cela étant, dans la mesure où « être peu n'équivaut pas à ne pas être »[83], l'être communautaire que peuvent co-constituer deux personnes homosexuelles mérite aussi une consécration institutionnelle au cours de laquelle la société gratifiera ceux qui s'unissent ainsi d' « avantages fiscaux et sociaux »[84].

---

[80] *Ibid.*
[81] *Ibid.*
[82] *Ibid.*, p.70
[83] *Ibid.*
[84] *Ibid.*, p.71

b) Homosexualité et filiation

Cette reconnaissance sociale peut-elle permettre au couple homosexuel de faire valoir des prérogatives en matière de filiation adoptive ? Un foyer homosexuel peut-il constituer une famille d'accueil ? Dans la mesure où l'interprétation matérialiste de la famille ne reconnaît pas la prévalence d'un modèle marital auxquels les individus devraient se conformer, elle ne peut que cautionner les initiatives homosexuelles en faveur du droit à l'adoption. De ce point de vue, n'importe quel couple qui entend parachever son union par la chaleureuse présence d'enfants au sein du foyer devrait pouvoir bénéficier de ce moyen de suppléer aux voies naturelles de la reproduction.

Cependant, du fait qu'il s'agit de contourner l'obstacle de la nature, François Dagognet reconnaît que le législateur qui avaliserait des demandes d'adoption de ce type confronterait les enfants adoptifs à des réticences idéologiques et collectives déstabilisantes : « nos sociétés se montrent hostiles à l'inhabituel comme à tout ce qui viole les règles de la nature. Bien que la morale doive se garder de s'aligner sur les mœurs (sinon elle s'y perdrait elle-même), elle ne peut pas pour autant les ignorer ; en conséquence elle ne prônera que des transformations sagement évolutives »[85]. Le principe de non-malfaisance qui protègera les enfants contre une adoption par des parents homosexuels ne se justifierait donc pas par l'absence des repères parentaux classiques (mieux vaut un père et une mère) mais par le climat social d'hostilité diffuse que ce genre d'adoption atypique menace de faire peser sur le développement de l'enfant. Mais comprenons bien que ce souci de non-malfaisance n'a de validité qu'eu égard à la conjoncture idéologique du moment (« *actuellement* l'enfant pourrait encore souffrir de cette situation»[86]).

---

[85] *Ibid.* p.72

[86] *Ibid.*p.74 (nous soulignons)

Mais ce n'est pas seulement le principe de non-malfaisance qui incite l'auteur à retarder l'échéance de la reconnaissance homoparentale : « si nous avons reporté à plus tard cette réalisation (une famille composée ou bien d'hommes ou bien de femmes), c'est dans l'attente des prouesses de la biologie »[87]. La biologie de la reproduction a su contourner efficacement les obstacles de la nature au cours des dernières décennies. Les réussites de la fécondation *in vitro* (FIV) ont permis de vaincre la stérilité tout en préservant une filiation biologique (ou semi-biologique dans les cas de recours au sperme d'un donneur anonyme). Or, la perspective du clonage reproductif ouvre d'autres possibilités de surmonter la stérilité dont pourraient bénéficier les couples homosexuels. Puisqu'il existe une altérité entre deux sujets homosexuels tout à fait comparable à celle qui départage les deux membres d'un couple hétérosexuel, on pourrait fabriquer - à la faveur d'une variante du clonage - un enfant issu des deux parents de même sexe. Le noyau d'une cellule somatique pourrait être remplacé par celui d'une cellule dont on aurait préalablement réaménagé l'infrastructure par *brassage* génétique. La biologie, écrit Dagognet à ce sujet, « a déjà mis en lumière deux types de procréation : celle du même avec le même (le clonage), celle de l'autre avec le même (la filiation traditionnelle, parfois aidée elle-même par la technique, PMA). Comment ne pas entrevoir la possibilité intermédiaire aux deux précédentes, les deux extrêmes de la série : des cellules reproductrices non plus hétérosexuelles (la différence, les X et les Y) mais des cellules reproductrices prélevées sur deux sujets de même sexe et susceptible d'une fusion procréatrice »[88] ?

La biologie est ainsi mise au service de la constitution de nouvelles modalités de la filiation où l'enfant aura deux pères ou deux mères, et ce, non pas par voie d'adoption mais par assistance médicale à la procréation. La médecine, de ce point de

---

[87] *Ibid.*

[88] *Ibid.*p.73 (pour une illustration de cette prouesse futuriste, cf. Mattei JF., *Sonate pour un clone*, Presse de la Renaissance, Paris, 2000).

vue, n'a d'autre mission que de prolonger (à la faveur des progrès biotechnologiques qu'elle est appelée à répercuter dans sa pratique ultérieure), le processus d'émancipation post-moderne de la filiation qui s'est déjà mise en œuvre au sein des démocraties occidentales depuis plusieurs décennies: « la filiation change, en ce moment, elle excède le biologique ; elle relève plus de la loi que de la vie (elle est l'esprit qui s'objective, plus que le corps qui se perpétue) »[89]. Les décisions médicales devraient de ce fait cesser d'intégrer des normes symboliques obsolètes : « bien qu'enracinée dans le corporel (l'incarnation), la famille ne manque pas de *s'émanciper* ou du moins d'en réduire la présence. L'humanité échappe à la pesanteur du physiologique qui la commandait »[90].

L'intérêt de la philosophie matérialiste à laquelle Dagognet adosse sa conception de la « famille mosaïque » est de nous donner à penser ce que pourrait être une compréhension «*post-moderne*» de la famille. Cette version n'est pas une alternative au concept *moderne* de la famille car la post-modernité n'est pas tout autre chose que la modernité. Elle en est la radicalisation et nullement l'éradication. Aussi cette philosophie matérialiste n'abandonne-t-elle pas la définition de base de la famille qu'elle continue à considérer « comme une communauté d'autant plus chaleureuse qu'elle multiplie les liens entre ses membres (...) fondée elle-même sur une promesse (la parole, un échange en présence des représentants de la société) destinée à instituer des rapports substantiels entre ceux qu'elle rassemble »[91]. C'est dire que si Dagognet dénonce les insuffisances de la vision moderne de la famille conceptualisée par Hegel, il ne la ramène pas pour autant à une idéologie désuète. En particulier, il lui concède la prépondérance du mariage sur les autres formes de liaisons conjugales. La

[89] *Ibid.* p.77 nous soulignons la référence à la thématique dominante de l'émancipation, idéal régulateur de la culture post-moderne cf. également p.79 « nous nous méfions des valeurs troubles telle que la terre, la vie, la race, le sang, l'énergie »)

[90] *Ibid.* p.74

[91] *Ibid.*

perspective matérialiste aboutit ainsi à relativiser la valeur de la famille tripartite conventionnelle sans pour cela la rejeter dans un passé révolu.

5) Pour une version réactualisée de la philosophie spiritualiste de la famille

a) Ni traditionalisme familial, ni individualisme radical

Le schéma de pensée matérialiste entend nettement dissocier l'idée de famille de celle de procréation tout en proposant paradoxalement un véritable acharnement procréatif par la promotion d'un genre nouveau de clonage reproductif. C'est là peut-être le point aveugle de la position de son avocat : il s'emploie à chercher les moyens qui permettront coûte que coûte d'offrir un enfant à un couple homosexuel après avoir insisté sur le fait que la procréation n'était pas immanente au mariage et qu'il n'était pas nécessaire de faire des enfants pour composer un foyer. Pourquoi vouloir distinguer fermement les idées de famille et de procréation si c'est pour mieux les rapprocher dans l'espace de l'homoparentalité au prix des manipulations génétiques les plus douteuses ?

Si le principe de non-malfaisance plaide pour que les conditions minimales d'épanouissement des enfants de demain soient réunies, il semble qu'il sera mieux respecté par l'empêchement de cet étrange scénario futuriste. Car l'enfant du couple homosexuel aura non seulement, comme le reconnaît Dagognet, à affronter la réprobation collective mais encore à assumer le statut problématique d'enfant cloné.

La pente savonneuse de la dissociation des composants de l'être familial à laquelle aboutit la logique matérialiste nous invite à prendre des distances vis-à-vis du schéma en « mosaïque ». Nous plaiderons pour une version revisitée de la philosophie spiritualiste de la famille. La philosophie spiritualiste de la famille doit être clairement séparée de sa version idéologique. Dans ses formes les plus caricaturales, le familialisme nous dépeint une vision de la famille inégalitaire et hiérarchique, celle que l'on trouve en France, dans le code Napoléon de 1804. Cette conception est une fausse philosophie qui cache une vraie hypocrisie : « la famille demandant à être dirigée, et cette direction ne se partageant pas, l'homme est ''naturellement'' désigné pour en assurer la magistrature » [92].

De ce point de vue familialiste rétrograde, la femme mariée, « juridiquement incapable » doit se soumettre « à la puissance maritale »[93]. L'argument de l'esprit de famille, de la solidarité des parties du tout par l'« amour éthique » par quoi chaque époux est consent à l'« autolimitation », cet argument est un leurre puisque seule la femme, en réalité, consent au renoncement à sa volonté individuelle. Or, il nous semble que la véritable philosophie spiritualiste de la famille ne repose pas sur l'étouffement subreptice de la femme sous le poids de l'autorité paternelle. Comme l'écrivait déjà Hegel ce sont deux personnes « qui consentent à ne constituer qu'une seule personne en renonçant, au sein de cette unité, à leur personnalité individuelle et naturelle »[94]. La famille est la création d'un être communautaire appelé à dynamiser la vie des individus, à les arracher à une forme inférieure de liberté (indépendance personnelle) au profit d'une forme de libération du *soi* par le *nous* (liberté avec et pour les autres). Ce modèle spiritualiste de compréhension de la famille peut demeurer une précieuse référence du point de vue même du matérialisme.

Le souci que nous pouvons exprimer de préserver une configuration triangulaire basée sur le lien du mariage hétérosexuel classique n'a rien d'archaïque ou de réactionnaire. Il correspond à une exigence éthique qui demeure forte dans la

---

[92] Thery I., *op.cit.,* p.27
[93] *Ibid.*
[94] Hegel F., *op.cit.*§ 162 p.201

sensibilité contemporaine. C'est ce que Théry admet volontiers lorsqu'elle remarque que si l'on écarte les interprétations catastrophistes sur l'érosion du modèle traditionnel de la famille (totalement relativisé qu'il serait par l'extension de l'individualisme post-moderne) pour s'en tenir à l'objectivité des faits, on s'avise que la famille demeure une valeur essentielle aux yeux de nos contemporains. S'agissant de la prétendue « atomisation de la famille », par exemple, toutes les enquêtes sociologiques montrent que la famille demeure un pôle de référence irremplaçable dans l'esprit des individus. Nous n'assistons pas à l'avènement d'un monde anarchique où chacun serait prêt à tout moment à se délier du contrat qui fonde l'édifice familial, à sacrifier enfants et conjoint sur l'autel d'aspirations subjectives contingentes, professionnelles ou sexuelles.

Le processus individualiste de déculpabilisation du désir de vivre pour soi, avec ce qu'il peut effectivement induire de désengagement au niveau de la responsabilité parentale, n'empêche pas que « se développent en référence à l'intérêt de l'enfant des formes toujours plus actives de contrôle de la vie familiale »[95]. Quant à l'essor des familles « monoparentales » ou « recomposées », il serait naïf d'y voir des modèles « alternatifs » à la famille nucléaire classique alors qu'ils font toujours l'objet de « choix » par dépit. C'est pourquoi plutôt que de les caractériser comme des formes autres ou concurrentielles d'agencer l'être familial, il faudrait les appréhender comme des solutions par défaut sinon des stratégies de repli. La faillite d'une cellule familiale demeure en général vécue sur le mode de l'échec, et une famille monoparentale reste le symptôme d'une rupture qui s'est produite au sein de l'organisation familiale *qui avait été préalablement privilégiée* : la communauté trinitaire classique. Autrement dit, il n'y a pas différentes personnes qui choisissent entre plusieurs formes de vie communautaire au supermarché de la famille : «ce sont les mêmes personnes qui peuvent se trouver, selon les étapes de leur vie, dans l'une puis

---

[95] *Ibid.*p.18

l'autre des situations »[96]. Le privilège dont reste auréolée la famille triangulaire est l'expression d'une préférence rebelle aux phénomènes de mode : le triangle père/mère/enfant(s) demeure vécu comme l'horizon naturel de toute vie familiale.

L'alternative entre les tenants de la famille d'une part, et les défenseurs de l'individu d'autre part, est plus un jeu de l'esprit qu'une donnée factuelle. En effet, dans la réalité sociale concrète, nulle part nous n'assistons à une opposition frontale entre des « individualistes » et des « familialistes ». Notre époque ignore cette alternative schématique et se caractérise bien davantage par une « dialectique individu *et* famille »[97] , un jeu d'oppositions et de tensions entre le « moi » et le « nous » que les personnes s'efforcent, sans toujours y parvenir, de dépasser.

Par conséquent, la philosophie de la famille qui doit servir de fil conducteur à la recherche des règles qui concrétisent le principe éthique de non-malfaisance dans le domaine de l'assistance médicale à la procréation, doit se positionner au-delà des schémas simplificateurs. Il essentiel de sortir de l'alternative idéologique qui oscille « entre l'hyperindividualisme et le repli rigide sur les modèles traditionnels » et plutôt chercher un compromis raisonnable, des « références communes susceptibles d'accorder sens au changement contemporain »[98]. Entre le traditionalisme familial et l'individualisme radical, il y a place pour une dialectique de la famille où le sujet individuel trouve l'accomplissement de sa singularité dans une totalité familiale sans laquelle il ne parviendrait pas à développer ses possibilités. La conversion de la liberté d'indépendance de la personne existant « pour soi » en une autre forme de liberté qu'on pourrait nommer, par opposition, une liberté « pour nous » (forme de liberté supérieure à laquelle l'existence familiale seule donne accès) est la logique même de la vie familiale.

---

[96] *Ibid.*
[97] *Ibid.* p.19
[98] *Ibid.* p.23

On doit souligner sur ce point que la dialectique par laquelle le moi échange la vacuité de son indépendance contre la richesse du « nous » familial est une constante qui apparaît dans les deux philosophies de la famille que nous avons retracées, le modèle spiritualiste de la totalité familiale (Hegel), et le modèle matérialiste de la « famille mosaïque» (Dagognet). La famille se trouve conceptualisée comme médiation de soi à soi dans les deux systèmes de pensée les plus éloignés l'une de l'autre. François Dagognet, bien qu'il en appelle à un « effacement de la famille traditionnelle » n'en reprend pas moins à son compte la compréhension dialectique de la famille thématisée par la philosophie spiritualiste. Lui qui compte parmi les philosophes contemporains les plus subversifs reconnaît qu'il y a dans la conception spiritualiste du penseur allemand du XIXe des éléments de pensée sur la famille qui sont indépassables. L'apport définitif de Hegel paraît être sa conception vivante de la famille comme une totalité en mouvement dynamisée par une logique dialectique qui pousse les membres à se transformer eux-mêmes, à devenir autres que ce qu'ils sont dans l'immédiateté de leur vie. La famille comprise en sa vérité est tout autre chose qu'une structure close, statique et repliée frileusement sur elle-même. Elle est le lieu d'un mouvement d'actualisation des potentialités de chacun de ses membres, le creuset d'un processus de réalisation des facultés humaines qui bénéficie à la collectivité toute entière.

b) Liberté et égalité conjugale

La réalisation de la dialectique conjugale par laquelle chacun renonce à sa liberté individuelle au profit d'une liberté à plusieurs suppose admise *l'égalité* des conjoints. Ainsi, lorsque au sein d'un couple l'un des conjoints est seul à accepter le renoncement à son être-pour-soi au profit de l'être familial, l'unilatéralité du dévouement empêche de donner à l'essence de la famille sa juste traduction empirique. Chaque conjoint est appelé à se penser dans une relation d'égal à égal. Le processus d'égalisation des conditions homme/femme qui s'est enclenché sur le plan juridique depuis la fin de la seconde guerre mondiale n'a pas seulement favorisé un plus grand épanouissement des femmes au sein de la famille ; elle a tout aussi bien permis aux hommes de développer de nouvelles possibilités. La famille a évolué dans le sens d'une plus grande souplesse s'agissant des pôles assignés aux parents puisque parallèlement à l'accès des mères aux fonctions d'autorité, le père a cessé d'être assujetti au seul stéréotype de l'incarnation de la Loi. Du point de vue d'une philosophie qui place le sens de la famille dans la mise en mouvement des facultés de ses membres, il ne peut être que bénéfique à chacun des conjoints que d'occuper des rôles malléables échappant à des codifications trop strictes.

Sans doute, à un homme qui voit dans l'indépendance personnelle la plus haute forme de liberté, le fait d'avoir à intervenir dans le temps d'éducation de l'enfant autrement que sous la forme de sermons ponctuels destinés à rétablir « l'ordre familial », l'égalité des sexes apparaîtra comme une destitution de souveraineté. Mais si l'on définit la famille comme espace d'effectuation des possibilités propres à chacun de ses membres, il semble que l'enrichissement de la relation à l'enfant - le rapport affectif et charnel - permet à la paternité de s'élargir au-delà de la seule fonction de « transmission de la Loi ». Elle offre au père la possibilité de susciter en son enfant d'autres affects que la seule émotion de crainte.

D'une façon générale, si la relation conjugale est étrangère à l'essence dialectique du mariage et que la liberté du quant-à-soi est vécue comme un horizon ultime par chacun des conjoints, le lien matrimonial tend à s'infléchir dans le sens d'un « face à face » entre deux êtres défendant chacun leur droit à la singularité. Hegel voyait dans l'indépendance subjective un simple moment de la libération effective par la reconnaissance de l'autre. La conscience post-moderne est souvent tentée de faire de l'indépendance individuelle une valeur indépassable. Il y a là une perte du sens dialectique du mariage puisque le rapport à l'autre n'est plus pensé autrement que comme une limitation de la liberté. Ma liberté s'arrêtant là où commence celle de mon conjoint, le moment premier du renoncement à la liberté naturelle et immédiate n'étant pas accompli, le mariage ne diffère en rien d'un concubinage institutionnalisé.

Luc Ferry inscrit cette situation de face-à-face dans le droit fil de la logique moderne de « l'émancipation des liens sacrés qu'imposaient les traditions religieuses et communautaires »[99] : « plus le mariage s'affranchit de ses motifs traditionnels, économiques ou familiaux, pour devenir affaire de choix individuel et d'affinité élective, plus il se heurte à la question typiquement moderne de l'usure du désir »[100]. Assurément la relecture du *Banquet* ou du *Phèdre* de Platon pourrait nous amener à douter du caractère « typiquement moderne » de cet épuisement du désir des amants au fil du temps. Il reste sans doute vrai, néanmoins, que la précarité du couple par le maintien ferme de deux subjectivités faisant valoir leur droit à l'indépendance n'est pas sans lien avec l'extension d'une idéologie individualiste qui a familiarisé les esprits avec l'idée que nous tous, homme ou femme, sommes immédiatement libres et n'avons donc pas à le devenir. Etre libre, de ce point de vue, revient à pouvoir faire ce que l'on veut quand on veut, si on le veut.

C'est cette conception spontanéiste de la liberté qui transparaît dans certaines tendances de la demande sociale en matière d'assistance médicale à la procréation. L'affirmation de l'égalité des sexes a pu être utilisée (aux Etats-Unis et en Italie par exemple) comme justification du recours à des techniques de fécondation dans des situations où son recours semble éminemment contestable. Le présupposé de l'égalité des sexes comme *seule* condition de construction d'un foyer stable et harmonieux est à la base des argumentations boiteuses avancées par quelques professionnels de la reproduction qui se sont illustrés en accédant à des demandes de fécondation artificielle

[99]Ferry L., *L'homme-Dieu ou le sens de la vie*, *op.cit.* p. 148.
[100] *Ibid.* p. 149

par des femmes ménopausées. Se présentant comme des défenseurs impartiaux de la condition de la femme, ils ont fait valoir que les hommes peuvent naturellement demeurer féconds à un âge avancé alors que la fertilité des femmes ne peut guère dépasser le seuil maximal des 45 ans. Les grossesses ménopausiques sont ainsi éthiquement justifiées par le fait qu'elles participent du souci de rétablir la justice bafouée par la nature, en favorisant l'égal accès de tous à la procréation artificielle.

Cet exemple suffit à montrer l'insuffisance de l'argument de l'égalité des sexes lorsqu'il est question de savoir quelles sont les conditions d'accomplissement d'un foyer vivifiant et épanoui. Car outre les risques non négligeables sur le plan médical que comporte ce type d'aide à la procréation, il faut compter sur les dommages psychologiques d'un enfant lisant sur la peau de sa mère le spectre de son orphelinat tout en portant sa honte dans le regard de ses camarades de classe. Ce qui s'affirme au travers des risques encourus par les enfants nés en de telles conditions, c'est l'enfermement narcissique en soi-même par l'affirmation souveraine de sa liberté individuelle. Le souci de promouvoir l'égalité des sexes est sans doute un moyen pour les femmes d'avoir des enfants issus d'un second mariage. Cependant les incertitudes qui pèsent sur l'avenir de cette communauté familiale d'un genre nouveau montrent, si besoin était, qu'il ne suffit pas de promouvoir l'égalité des sexes pour favoriser la dynamique de l'institution familiale.

b) Déplacement vers la filiation du principe de l'indissolubilité du lien

Ce que le sociologue appelle pudiquement la « redéfinition du lien de conjugalité comme fondamentalement plus individuel, plus privé, plus contractuel » [101] ne correspond-il

[101] Thery I., *op. cit.* p.31

pas à une déspiritualisation du lien conjugal ? La montée en puissance de l'esprit de contractualisation qui accompagne le développement des sociétés libérales n'a-t-elle pas écarté de l'essence de la famille la dimension symbolique du principe de l'indissolubilité du lien conjugal ? Au vrai, en dépit de la fréquence des divorces, les valeurs spiritualistes d'inconditionnalité et de transcendance ne semblent pas nécessairement appelées à déserter l'espace de la vie familiale. Tout indique que ces valeurs sont susceptibles de réapparaître au niveau du lien de *filiation*. Les faits semblent plaider en faveur d'une possibilité nouvelle : faire reposer l'être familial sur *la transcendance de la descendance*. Cette version revisitée de la philosophie spiritualiste de la famille serait même déjà un fait tangible et avéré aux yeux de certains observateurs : « le principe d'indissolubilité s'est déplacé de la conjugalité vers la filiation»[102].

Parallèle à l'évolution vers la contractualisation/ précarisation du mariage, l'évolution de la civilisation occidentale a en effet concouru à une réhabilitation sans précédent de la valeur de l'enfant au sein de la famille. « En se personnalisant et en s'affectivant, le lien de filiation s'affirme toujours davantage comme un lien inconditionnel. Ce que l'on doit désormais à son enfant, c'est l'aimer, le soutenir, le protéger quoi qu'il arrive, rester son parent quoi qu'il arrive, que l'enfant soit beau ou pas, intelligent ou pas, handicapé ou pas, et même d'une certaine façon délinquant ou pas »[103]. A coup sûr, l'enfant n'a plus le même sens qu'au XIXe siècle où sauf dans les classes aisées, il était d'abord « un producteur, au travail dès cinq ou six ans »[104]. Du fait des représentations nouvelles des besoins infantiles en termes d'éducation et de soins, du fait aussi du

---

[102] *Ibid*.. p. 38 (Irène Thery reprend la citation du juriste John Eekelaar)

[103] *Ibid*..p.38

[104] *Ibid*..p.35. Parmi les facteurs qui ont contribué à promouvoir une perception sociale de l'enfant comme « personne en devenir », on soulignera le rôle -à partir de la seconde moitié du XIX° siècle- de l'instruction obligatoire qui a eu pour effet de limiter le travail des enfants et de transformer la condition de ceux qui étaient issus des couches populaires.

contrôle de la fécondité et de la remise en question des formes traditionnelles de l'autorité, le lien à l'enfant s'est personnalisé. Ses aspirations subjectives sont davantage entendues comme si de *l'autre* qu'il était jusqu'alors il était devenu *le même* : « l'enfant est reconnu d'autant plus comme une personne qu'il est vécu comme un autre soi-même et un prolongement de soi. Il est d'autant plus valorisé qu'il est la part de soi que chaque parent veut voir s'épanouir, parfois avec d'autant plus de force qu'il ne l'a pas réalisée lui-même»[105]. C'est dire que même si l'enfant paraît souvent le grand oublié de la quête individualiste de l'indépendance, le souci de son bien-être qui orchestre notre culture hédoniste et narcissique n'aboutit pas nécessairement à abandonner son sort au cours capricieux de désirs égoïstes. Avoir un enfant, l'aimer et l'éduquer est une perspective qui peut constituer une pièce dans le jeu de construction du projet individualiste d'être soi. La réussite scolaire de son enfant devient pour son parent une métaphore de sa propre réussite, une marque tangible de ses propres compétences intellectuelles, éducatives et culturelles.

La force de l'attachement à l'enfant, redoublée par la composante narcissique qui l'alimente en secret, est le vecteur privilégié de pérennisation de l'union conjugale. Le souci éthique d'offrir à l'enfant le meilleur équilibre possible doit nécessairement se traduire par celui de protéger l'équilibre du couple. L'enfant est la tierce présence qui s'intercale dans le face-à-face conjugal.

6) La médecine reproductive face au brouillage des repères classiques de la filiation

La multiplication des foyers monoparentaux et des familles recomposées montre toutefois que, dans les mœurs, le matérialisme qui conçoit la réalité familiale comme un rassemblement de pièces détachables gagne du terrain. La vision

[105] *Ibid.* p.37

spiritualiste qui fonde l'unité de la communauté sur un principe invisible d'amour inconditionnel (« l'esprit ») se trouve affaiblie par l'individualisme ambiant qui incline les individus à faire plus grand cas de leur trajectoire personnelle que de leur appartenance familiale. La question de savoir comment articuler le lien conjugal (dont la nature purement contractuelle « peut commander la séparation du couple comme une dignité »[106]) et « l'indissolubilité de l'amour inconditionnel qui interdit de mettre en cause le lien de chaque parent à l'enfant »[107] n'a pas été tranchée en faveur de l'enfant-absolu.

Sur ce point, nous ne suivrons que timidement le sociologue dans la tranquille assurance qui l'a conduit à louer la conscience contemporaine d'avoir érigé l'enfant en absolu alors que « nos ancêtres, qui enfermaient au couvent les filles rebelles et rejetaient les fils indignes, étaient loin d'une telle inconditionnalité »[108]. Il ne sert à rien, selon nous, d'agiter des spectres d'un passé lointain pour minimiser par contraste les effets d'irresponsabilité éducative induits par l'individualisme narcissique contemporain[109]. Le qualificatif « inconditionnel »

---

[106] *Ibid.* I.Thery décrit la situation comme suit : « Les deux moteurs de long terme que sont l'égalité des sexes et la personnalisation du lien à l'enfant sont certes deux manifestations du processus de promotion de l'individu caractéristique des sociétés démocratiques. Mais l'un joue dans le sens de la contractualisation du lien, et l'autre dans le sens d'une inconditionnalité » (Ibid.)

[107] *Ibid.*

[108] *Ibid.*

[109] La croyance hâtive dans la formation tardive d'une relation d'affection personnalisée à l'enfant à l'époque moderne est liée à la diffusion des positions défendues par Philippe Ariès dans *L'Enfant et la vie familiale sous l'Ancien régime* (Plon, Paris, 1960). La thèse de l'enfant qui aurait été l'objet de l'amour parental seulement à partir de la modernité a été battue en brèche depuis par maints travaux d'historiens des mentalités qui ont montré que cette prétendue indifférence à l'enfant à l'âge pré-moderne relevait du préjugé. Philippe Ariès l'a reconnu lui-même puisque dans la réédition de son livre en 1973 (Seuil, Paris), il nuancera ses positions et déclarera dans un entretien accordé à la revue *Histoire* (N°19, 1980, p. 85) : « je regrette de ne m'être pas mieux informé sur le moyen-âge, dont mon livre parle trop peu.») Pour un aperçu de la sensibilité parentale au vécu de l'enfant, cf. entre autres R.Carron, *Enfant et parenté dans la France médiévale,* X^{e} - XIIIe siècle, Genève, Droz, 1989, J.Verger (s.d), « Education médiévale. L'enfance, l'école, l'église en occident (V^{e} - XVe siècle) » in *Histoire de l'éducation*, N°50, mai 1991.

renferme l'idée d'un don de soi au profit de ce qui est tenu pour sacré. Or, le taux élevé de divortialité qui caractérise notre époque post-moderne montre à l'évidence que la présence d'enfants au sein d'une famille est loin de constituer un rempart assuré contre la désintégration de la cellule familiale. Qu'il soit loin d'être indifférent au sort de leurs enfants ne signifie pas que les parents d'aujourd'hui soient prêts à tout souffrir pour leur offrir les meilleures conditions d'épanouissement possible.

Le divorce pose aux enfants de nouveaux problèmes de filiation que « nos ancêtres » leur avaient largement épargnés. La filiation est une institution qui permet à chaque individu de s'identifier en se positionnant au sein d'une géographie familiale. Chacun se construit une identité en fonction d'une place unique à l'intérieur d'une généalogie qui situe la personne dans l'histoire d'une lignée de vivants et de morts. Or, dans les familles qui se sont recomposées après un divorce ou une séparation (comme c'est le cas majoritairement), l'enfant peine souvent à se repérer au sein d'un champ d'affiliation opaque où sa place est moins assurée du fait que celle des autres est plus indéterminée. Jadis, les remariages étaient issus du veuvage précoce. Substitut du défunt, le beau-parent était « une sorte d'usurpateur nécessaire, dans un contexte où il était quasiment impossible à une femme ou à un homme seul de mener sa vie et sa maison»[110]. Si le changement que notre époque a apporté au statut du beau-père lui a été personnellement favorable, il n'en a pas été de même pour l'enfant qui s'est trouvé confronté à des difficultés inédites de repères généalogiques. L'enfant ne peut savoir au juste comment se situer par rapport à celui qui n'occupe pas une place clairement identifiée sur l'échiquier familial. Doit-il obéissance au beau-père autant qu'au père ? Le beau-père ne le sait pas exactement lui-même : « de plus en plus nombreux, les beaux-parents refusent de se considérer comme des parents de substitution. Mais aucune référence déjà

[110] *Ibid.* p. 85

disponible ne vient les aider à énoncer la place absolument originale qui pourrait être la leur »[111].

La médecine reproductive ne peut guère ignorer ce brouillage des repères classiques de la filiation dans la mesure où elle est appelée bien souvent à concourir à la naissance d'enfants issus de seconds mariages. Le principe de non-malfaisance incline à la protection de l'enfance : va-t-on, par exemple, aider un homme à avoir un enfant en France, quand il a déjà constitué une famille nombreuse dans son pays d'origine? Il ne s'agit pas d'une question isolée car, d'une façon générale, les femmes et les hommes qui se séparent et recomposent un nouveau foyer posent des problèmes spécifiques aux professionnels de la reproduction. Souvent, les femmes qui veulent recomposer une seconde famille sont amenées à recourir à ces techniques du fait de leur âge tardif. Quant aux hommes, c'est une question de savoir jusqu'à quel seuil de maturité un médecin peut collaborer à la naissance de l'enfant qu'ils désirent lorsqu'ils ont atteint un âge où ils pourraient être tout aussi bien leur grand-père. Cette interrogation se pose avec d'autant d'acuité que des études récentes ont montré que le risque de schizophrénie augmente avec l'âge du père[112]. Un enfant conçu dans de telles conditions est, par ailleurs, assuré d'être privé de grands-parents, ce qui est loin d'être aussi dérisoire que l'oubli systématique de ce détail pourrait le faire croire.

Toute la gravité des décisions médicales en assistance médicale à la procréation vient de ce qu'elles comportent des

---

[111] *Ibid.*

[112] cf. sur ce point *Le quotidien du médecin* N°6898, 13 avril 2001 : « entre les âges de 45 ans et 49 ans, un homme multiplie par deux sa probabilité d'engendrer un enfant schizophrène, comparativement aux hommes qui ont moins de 25 ans.» Passé 50 ans, le risque se multiplie par trois (études conduites par Dolores Malaspina, Columbia University College, New-York State Psychiatric Institute's Medical Genetics Division) en collaboration avec le ministre de la Santé israélien, publiée en avril 2001 dans la revue *Archives of General Psychiatry*. Le travail d'enquête a consisté à saisir le dossier de 87907 personnes nées à Jérusalem entre 1964 et 1976 et à les confronter aux enregistrements consignés dans le Registre psychiatrique israélien du ministère de la santé.

incidences quant à la structuration de l'identité des générations futures que le principe de non-malfaisance oblige à prendre en considération. Elles participent au processus contemporain de dissociation des trois composantes du concept de filiation :

- la composante biologique (le parent est le géniteur);
- la composante domestique (le parent est celui qui élève l'enfant dans sa maison);
- la composante généalogique (le parent est celui que le droit reconnaît comme tel, inscrivant l'enfant dans sa lignée).

Du fait de la multiplication des familles monoparentales, les liens de parentés sont plus malaisés à identifier. Par exemple « belle mère » ou « beau-père » sont des vocables qui peuvent désigner différents membres de la famille dont les places sont fort différentes. La médecine reproductive évolue ainsi au sein d'un univers où plane sur les enfants de notre temps « une incertitude identitaire quant à leur appartenance »[113] à laquelle elle contribue indirectement en permettant la naissance d'enfants de seconds mariages dans des conditions psychologiques et sociales dont elles ne peut maîtriser les tenants et les aboutissants.

Le problème est redoublé dans les situations où l'enfant doit être conçu en fonction d'une filiation partiellement (stérilité du père) ou radicalement (procédure d'accueil d'embryon) détachée de tout ancrage biologique. L'enfant né en de telles circonstances a-t-il le droit de connaître son géniteur ? Cette question nous plonge au cœur d'une problématique qui s'apparente à celle que soulève l'accouchement sous X à propos duquel Irène Théry formule une recommandation conforme au principe de non-malfaisance : « le souci de l'enfant doit être premier (...) »[114].

---

[113] *Ibid.*
[114] *Ibid.*

7) La quête des origines

Tout en reconnaissant qu'« ériger en principe d'application directe ''le droit de l'enfant à connaître ses origines'' (Convention internationale des droits de l'enfant art.7) conduirait tout droit à une biologisation pure et simple de la filiation », Irène Théry ne s'en indigne pas moins de « la tendance croissante à organiser socialement le secret des origines ». Cette prétendue tendance actuelle « doit être contrecarrée dans le souci primordial de l'intérêt de l'enfant.» [115] Sa position critique vis-à-vis de l'accouchement sous X est motivée par le fait que « le vide de filiation, le secret organisé par la loi, sont source d'une souffrance aiguë pour les enfants nés ainsi : il est peut-être encore pire de savoir que l'effacement de son origine a été organisé par la société que d'affronter le silence de l'inconnu, comme lorsque l'on est enfant trouvé »[116]. La nuance introduite par le « peut-être » donne la mesure des précautions à prendre lorsque l'on se hasarde sur ce terrain marécageux où le choix doit se faire en fonction d'options qui sont toutes insatisfaisantes.

L'organisation de la dissimulation des origines se retrouve au niveau du centre d'étude et de conservation du sperme (CECOS), lors de la détermination des pères génétiques qu'il maintient dans l'anonymat. Faudrait-il rendre possible la connaissance des origines du père géniteur ? S'il n'appartient pas à l'obstétricien-gynécologue d'en dévoiler l'identité, il reste à savoir si cette situation va l'incliner à recommander aux parents de taire ou de dire la vérité à l'enfant sur ses origines, quand ceux-ci viendront lui demander conseil à ce sujet. Faut-il la lui révéler sachant qu'il ne pourra jamais rien savoir de son « père » biologique ? Certes, sauf à faire glisser la filiation du côté du biologisme pur, nul n'ira dire que la paternité sociale et affective

---

[115] *Ibid.*

[116] *Ibid.* p.179

n'est qu'une paternité secondaire. Ce qui détermine avant tout la filiation c'est la *reconnaissance*, cet acte juridique solennel, volontaire et personnel par lequel un parent déclare être l'auteur d'un enfant et s'engage à en assumer les conséquences légales. Il n'en demeure pas moins qu'un enfant, même reconnu et affilié, est exposé au risque de vivre une situation traumatisante lorsqu'il a été séparé de ses géniteurs sans pouvoir avoir aucun indice de sa filiation biologique. C'est pourquoi Thery a préconisé l'abolition pure et simple de la pratique de l'accouchement anonyme. A une justification par la non-malfaisance (souffrance aiguë provoquée chez l'enfant), elle ajoute deux autres arguments selon lesquels l'accouchement sous X (introduit dans le Code civil par la loi du 8 janvier 1993), « aboutit à admettre la négation du fait objectif que constitue l'accouchement, et se heurte au droit de l'enfant à connaître ses origines »[117]. Dans un ordre d'argumentation analogue, ne pourrait-on pas dire que la pratique du don de sperme anonyme ou de l'accueil d'embryon nient l'objectivité du mode de conception de l'embryon tout en se heurtant au « droit de l'enfant à connaître ses origines » ?

Reste à savoir si, dans le cas de l'accouchement sous X, le principe éthique de non-malfaisance joue réellement en faveur de la levée de l'anonymat. Car enfin, si la mère ne bénéficiait pas d'une telle protection, elle serait tentée d'accoucher dans des conditions de clandestinité qui mettraient la vie et même la survie de l'enfant en danger (lequel serait abandonné devant un commissariat de police ou une caserne de pompier *dans le meilleur des cas*). Quant à la « souffrance aiguë » de l'enfant adoptif, est-il sûr qu'il faille l'imputer aux conditions secrètes et anonymes de sa naissance ? Les souffrances de l'enfant peuvent se rattacher aux attitudes des parents adoptifs lorsque ceux-ci

---

[117] *Ibid.* p.178. L'argumentaire tente d'accuser la faiblesse de la position opposée en insinuant que l'accouchement sous X est soutenu par ses défenseurs pour des motifs dissimulés : « Il ne faut pas cacher que cette pratique répond au souci de favoriser l'adoption rapide de certaines enfants, et il n'est pas exclu de voir derrière ses défenseurs la pression d'un certain ''loby'' de l'adoption.»

escamotent la séquence historique qui précède son arrivée dans sa famille adoptive[118].

Ce que désire l'enfant adopté ce n'est pas nécessairement la connaissance de ses parents biologiques mais un récit qui dise les raisons et les circonstances de l'abandon afin que son imaginaire puisse broder un roman familial qui écarte les hypothèses les plus sombres sur les circonstances de sa naissance (viol, prostitution, etc.). Les efforts qui ont été récemment accomplis en France (via la création du CNAOP) en faveur d'une voie possible de communication géniteurs/enfant adoptif qui ne lève pas l'anonymat de la mère doivent permettre d'épargner à l'enfant adoptif les conséquences dommageables de l'accouchement sous X sans recourir à la suppression pure et simple de l'anonymat.

Dans le cas de l'assistance médicale à la procréation, la dissimulation étant plus aisée que dans celui de l'adoption, c'est une question de savoir si la révélation de la vérité est indispensable. Ne va-t-elle pas aboutir à faire naître d'inutiles tourments dans la conscience de l'enfant ? Que décidera de recommander le médecin si un couple placé dans cette situation lui demande ce qu'il faut faire ? Quelles sont donc les règles que le principe de non-malfaisance suggère de suivre ici ? Doit-il conseiller de préserver le secret ou faut-il appliquer la règle de la transparence ?

En France, la loi n'aligne pas la filiation par l'assistance médicale à la procréation sur le principe de l'adoption. Le père

---

[118] Cf. sur ce point Da Costa A., *On dit que les orchidées...Récit d'une femme née sous X,* Presses de la Renaissance, Paris, 2002. Ce témoignage apporte une réponse très éclairante à la question de savoir pourquoi les enfants nés sous X vivent si différemment leur condition. Enfant adoptée par des parents maladroits ou ambigus dans leur manière de se faire valoir par dénigrement des géniteurs (« ta mère, c'était une...»), l'auteur livre un message grave sur la responsabilité de la famille d'accueil. Adopter un enfant est un engagement risqué où les meilleures intentions du monde ne prémunissent pas contre l'échec (« les plus blessés d'entre nous passent une grande partie de leur vie à s'excuser d'exister »). Où l'on voit que la lenteur et la complexité de la procédure d'adoption ne sont pas qu'une affaire d'administration inhumaine et tatillonne.

stérile n' « adopte » pas l'enfant de la mère. Dans l'adoption, l'enfant existe déjà à l'état abandonné tandis que dans l'assistance à la procréation, il n'existe que pour autant qu'il a fait l'objet d'un « projet parental» préalable. Cette différence de situation initiale est marquée symboliquement par le fait que le couple qui désire un enfant par le biais de l'assistance à la procréation n'a pas besoin d'être marié. Il peut y avoir accès dès lors qu'il est en mesure de se prévaloir de deux années de vie commune, ce qui n'est pas le cas pour l'adoption où le couple demandeur doit être marié. Cette discrimination entre couples candidats à l'adoption et couples en attente d'enfant conçu par procréation assistée heurte Irène Thery qui semble confondre le fait (l'évolution contingente des mentalités) et le droit (nécessité de la pérennité des repères symboliques), au risque d'ériger les pratiques actuelles en normes universelles : « l'impossibilité actuelle d'adoption pour les concubins hétérosexuels paraît d'autant plus choquante que plus d'un tiers des enfants naissent aujourd'hui de parents non mariés, que les filiations naturelles et légitimes sont de plus en plus égales (...) Pourquoi, pour adopter un enfant, faudrait-il être mariés ? En outre, un couple de concubins hétérosexuel a désormais accès à une procréation médicalement assistée, sous réserve d'une vie commune de deux ans. La même durée de vie commune pourrait être exigée pour une adoption »[119].

C'est là une proposition d'ajustement à laquelle on pourrait opposer que les concubins qui éprouvent le désir profond d'adopter un enfant ne sont pas privés de la possibilité de convoler en noces. Le mariage est un mode de consécration institutionnelle qui - symboliquement - exprime la profondeur du désir de fonder une famille. Cette symbolique marque la gravité de l'acte d'adoption : elle signifie qu'il s'agit d'un engagement solennel et inconditionnel qui s'accorde mal avec la superficialité d'une liaison concubine. Pour établir que les concubins subissent un préjudice en matière de filiation

[119] Thery I., *op.cit.*, p.p. 185-186 (cette disposition demeure en vigueur dans la législation française actuelle)

adoptive, il faudrait démontrer que la valorisation de la symbolique des institutions qui - comme le mariage - régissent la vie en communauté est inutile ou pernicieuse. A ce « faitalisme » sociologique qui entérine sans états d'âme la désinstitutionalisation du lien conjugal, sa banalisation dans la contractualisation, une philosophie spiritualiste de la famille opposera la nécessité de maintenir la suprématie de la symbolique de l'engagement qui auréole le mariage. Le mariage demeure et doit demeurer la voie privilégiée de consécration de la relation conjugale.

III - Les repères familiaux à l'épreuve de l'insémination artificielle

1) De nouvelles possibilités de faire des enfants

On connaît le principe de cette première technique de dissociation de l'acte sexuel et de la procréation : il s'agit, lorsque le sperme d'un homme est hypofertile (trop faible densité en spermatozoïdes) de le rendre fécondant par la congélation d'une série de collectes espacées dans le temps. Les échantillons sont alors déposés dans des paillettes de plastique et disposés à l'intérieur de bacs d'azote liquide. Il ne reste plus qu'à centrifuger le tout pour obtenir un concentré de la semence susceptible de lui octroyer le potentiel de fertilité qui lui faisait initialement défaut. Démarche généreuse, certes, mais qui allait, sans qu'on s'en rende compte, constituer le coup d'envoi d'un processus riche en périls de toutes sortes.

De nouvelles possibilités équivoques commencèrent, en effet, à se presser en foule. A commencer par celle de permettre à la mère d'avoir un enfant avec la semence d'un donneur de sperme anonyme dès lors que le conjoint irrémédiablement stérile (azoospermie) serait prêt à y consentir. On passe alors de l'insémination « homologue » (I.A.C) à l'insémination « hétérologue » ou insémination avec sperme de donneur anonyme (I.A.D). La médecine apportait ainsi, et pour la première fois, sa contribution au bouleversement contemporain du paysage familial traditionnel. L'enfant avait une mère et deux pères : un père nourricier et affectif, un père biologique et anonyme. Pointaient déjà les premières interrogations éthiques : que se passera-t-il si l'enfant est atteint d'une anomalie ou d'un handicap dus à l'héritage génétique du père anonyme ? Avoir à charge l'éducation d'un enfant anormal, ne serait-ce pas trop en demander à un père adoptif qui a déjà dû faire l'effort d'assumer l'accueil d'une descendance étrangère à sa chair ? De là l'idée de vérifier la qualité du sperme du donneur au risque d'ouvrir la brèche de l'eugénisme (contrôle de la qualité des enfants à naître)[120].

C'est le Centre d'Etude et de Conservation des Oeufs et du Sperme (CECOS) qui délivre la semence soumise à la cryoconservation. Cette pratique trouve son fondement dans une philosophie de la famille qui valorise et favorise tout ce qui contribue à élargir et dynamiser l'être communautaire. L'IAD dépasse la nature sans l'effacer (c'est le sens allemand du concept d'*Aufhebung,* « surmonter en conservant ») puisque la mère biologique est aussi la mère effective et sociale. L'effacement de la nature consisterait dans la fécondation d'un ovocyte étranger par un spermatozoïde anonyme - une naissance sans père ni mère connus - ce que la loi française ne tolère pas. Que l'un des membres du couple (en la circonstance la femme) participe seule à la naissance de l'enfant, suffit à donner un ancrage naturel à l'union. Le père y souscrit par consentement devant un représentant de la société civile. On connaît les raisons pour lesquelles le législateur a dû s'entourer de garde-fous : d'abord, le père pourrait faire valoir la conception biologique de la filiation au détriment de la filiation sociale (fondée sur la déclaration de reconnaissance) : il se rétracterait et en appellerait à des tests prouvant qu'il n'est pas lié génétiquement à la naissance de l'enfant. Symétriquement et en vertu de la même version biologique de la filiation, le donneur de sperme pourrait

[120] Cf. sur ce point Mattei J.F., *Les droits de la vie*, Odile Jacob, Paris, 1996 pp.17-18 : « Du même coup, il est rapidement apparu nécessaire de s'assurer que le donneur n'était pas porteur d'affections génétiques susceptibles d'être transmises à l'enfant conçu à partir de son sperme. La médecine ne peut, évidemment, favoriser la conception d'un enfant sans s'assurer au mieux qu'il n'est pas exposé à tel handicap ou telle maladie génétique qu'un simple interrogatoire aurait pu éviter. Ce faisant, on en vient à trier les bons et les mauvais donneurs, à trier ceux qui peuvent être retenus pour transmettre la vie et ceux qui seront écartés. Cette attitude dont la logique préventive n'est pas contestable, est à l'évidence proche de ce qui se pratique dans les élevages, où l'on sélectionne le meilleur étalon reproducteur afin d'améliorer la qualité de la descendance. Qu'on le veuille ou non, cela ressemble beaucoup à une stratégie eugénique. »

tenter de s'arroger un droit à la paternité effective (cette éventualité étant évidemment moins forte que la précédente).

La conception de la famille sous-jacente à cette pratique implique le primat de la spiritualité sur la naturalité dans le lien de filiation. L'IAD dépasse « la stricte référence à la conception biologique intraconjugale»[121] sans pour cela nier tout enracinement biologique. Est réaffirmé, dans un contexte inédit, le principe libéral de la modernité qui fonde - par opposition au mariage de raison - l'union conjugale sur l'affinité élective : « seul compte l'amour entre deux êtres » [122]. L'essence de la famille s'exprime non pas à travers la reconduction d'un patrimoine génétique sain (comme dans l'eugénisme galtonien), mais dans l'instauration d'une micro-communauté stable, minimale et chaleureuse (le triangle père, mère, enfant).

Cette philosophie libérale et spiritualiste de la famille incline à la plus grande réserve quant aux utilisations de l'AMP qui ne répondent pas à un tel critère *communautaire* (la dynamisation de la réalité familiale). Ainsi le recours à l'IAD au profit de la femme *célibataire* ne saurait y trouver sa place puisque l'enfant vient donner corps à un amour éthique et vivifier le couple. La réticence du législateur est d'autant plus légitime dans le cas de l'insémination de la femme célibataire que « la question n'est plus directement médicale et perd tout lien avec la lutte contre la stérilité »[123]. Dans ce choix pour convenance personnelle, il s'agit de brandir un prétendu « droit d'avoir un enfant » en toute sécurité sans avoir à subir de jugement moralisateur sur ses « choix de vie ». Il est vrai qu'un enfant issu d'une aventure d'un soir ne peut offrir les mêmes garanties de qualité. C'est pourquoi « la demande vient parfois de femmes seules qui préfèrent recourir à la médecine sachant que les donneurs sont sélectionnés»[124]. Ce cas-limite fait ressortir par contraste le sens que nous donnons implicitement à

---

[121] Mattei JF., op.cit; p.17
[122] *Ibid.*
[123] Mattei JF., op.cit., 20
[124] *Ibid.*

la présence de l'enfant : la traduction spirituelle et charnelle d'un amour entre deux personnes. L'enfant n'est pas l'expression d'un désir individuel d'indépendance mais tout au contraire le fruit d'une volonté commune de faire dépendre d'un autre, le sens de sa propre existence.

Si l'on peut en revanche tolérer l'adoption d'un enfant par une femme seule, même si elle ne sert pas la cause d'un être communautaire pré-existant (même si, par ailleurs, comme toute adoption elle est par définition une filiation sans ancrage naturel), c'est parce qu'une telle adoption répond à cette finalité pleinement justifiable de mettre fin à la situation d'abandon dont est victime un enfant déjà existant. Il ne revient pas du tout au même de faire naître délibérément un enfant orphelin de père et de venir au secours d'un enfant déjà né et orphelin de ses deux parents. Parce qu'il ne doit pas venir au monde pour satisfaire une passion subjective individuelle, le principe de non-malfaisance le protège contre toute naissance qu'il ne pourrait pas percevoir lui-même comme concrétisation de l'amour conjugal.

2) Secrets de famille : pour ou contre ?

L'interrogation que fit surgir à la conscience des praticiens de la médecine reproductive, l'apparition des méthodes de fécondation in vitro *via* le sperme d'un donneur anonyme, s'est posée dans les termes suivants : à révéler la vérité à un enfant dont le père n'est pas le géniteur, ne risque t-on pas de créer chez lui une quête identitaire déstabilisante? L'inquiétude fut redoublée par la loi stipulant que le donneur de sperme anonyme devait avoir déjà été lui-même père au moins une fois. L'enfant informé des conditions artificielles de sa naissance aurait donc à vivre avec l'idée qu'il a quelque part au moins un demi-frère ou une demi-sœur biologique à la connaissance desquels il lui était à tout jamais impossible de parvenir.

Il s'est agit en premier lieu de savoir de quelle gravité était lestée ce secret. Faut-il dire qu'il masque une vérité si essentielle que son refoulement doit nécessairement avoir des effets pathogènes ? Le père pourra-t-il vivre avec un tel savoir sans avoir à subir les effets toxiques d'un poids intérieur trop encombrant? Dans un chapitre qu'elle consacre à ceux qu'elle nomme les « multipères »,.Delaisi de Parseval interroge tour à tour les pères donneurs et les pères IAD. Les premiers, les donneurs (et c'est aussi ce que les seconds répondront assez spontanément) soutiennent que « le père, c'est le premier qui aime l'enfant, c'est celui qui vit avec l'enfant »[125]; l'idée de « liens de sang » ne correspond à aucune effectivité car le sang ne relie pas : « que ce soit une paternité biologique, une paternité par IAD ou une paternité par adoption, c'est la même paternité dans tous les cas »[126]. A quoi l'on entend répondre en écho, du côté du père de substitution : « la paternité par le sang, ça m'est égal, c'est l'éducation qui compte, c'est l'éducation d'un père et d'une mère pour un enfant »[127]. Quant aux ressemblances physiques « elles sont réelles, mais c'est plutôt la vie en commun qui les crée »[128].

Du point de vue de la thérapeute, ce n'est pas le discours du sujet sur lui-même qui doit attirer l'attention (ce qu'il dit de sa stérilité) mais les éléments inconscients que ce discours colporte. Delaisi de Parseval évoque le cas de « M. Gouraud », futur père de substitution qui se montre singulièrement volubile lorsqu'il s'agit pour lui d'évoquer sa stérilité. Elle souligne « le nombre extraordinairement important d' ''amis'' (plus ou moins bien intentionnés) auxquels M Gouraud a parlé de son problème ou a demandé conseil », comme si le secret devait être combattu par l'attitude opposée de confidences tous azimuts. Tout se passe comme si M. Gouraud ne pouvait s'empêcher de chercher à obtenir « une réassurance (aléatoire) chez n'importe quel

---

125 Delaisi de Parseval G., *La part du père*, ed du seuil, Paris, [1981, 1998] p.228
126 *Ibid.*
127 *Ibid.*p.237
128 *Ibid.*

interlocuteur (...) ce côté exhibitionniste joue dans le même sens de réassurance narcissique »[129].

La réponse à la question de savoir si les parents doivent révéler à l'enfant le secret de ses origines semble assez immédiate dans ce cas de figure : quand le secret est partagé par un grand nombre de personnes, il devient secret de polichinelle et les risques qu'il soit connu par l'enfant augmentent d'autant plus. Il est donc conforme à l'impératif de prudence que l'enfant soit le plus tôt possible averti des conditions spéciales de sa naissance. Le père signale ces risques lui-même en évoquant sa crainte d'une révélation inopportune ultérieure (« je ne voudrais pas qu'un cousin, par exemple, dise un jour à mon fils cette injure : ''espèce d'inséminé''»[130]).

Pourtant, Delaisi de Parseval ne pense pas être en présence d'un cas isolé qui motiverait une réponse spécifique. Il ne s'agit pas, pour elle, d'approuver l'intention du père de dire la vérité à l'enfant pour cette raison qu'il a largement disséminé l'information en question mais parce que la règle générale est que la vérité soit dite : chaque père stérile doit dire ce qu'il cache, il y va de l'équilibre psychologique futur de son enfant. Le cas de M. Gouraud, père IAD loquace, ne fait donc que reproduire sous des traits singuliers une blessure d'infertilité qui est récurrente chez *tous* les pères IAD : le médecin concerné par une demande parentale devrait donc systématiquement conseiller la révélation du secret en chaque occurrence de dissociation entre paternité biologique et paternité sociale. Pourquoi le cas évoque-t-il la règle selon laquelle « il faut dire la vérité en chaque circonstance », quel que soit le discours du sujet sur sa stérilité ? Comment une telle extension est-elle possible ? Pourquoi n'évoque-t-il pas plutôt la règle selon laquelle « lorsqu'un secret a été révélé à un tiers, il est préférable que l'enfant ne soit pas tenu à l'écart d'une connaissance à l'accès de laquelle il est trop largement exposé » ?

---

[129] *Ibid.*p.245
[130] *Ibid.*p.235

Le présupposé de cette induction du cas particulier à la règle générale est que le patient ne détient jamais le secret de son propre discours. Ainsi, lorsque l'interlocuteur évoque la culpabilité qu'il a ressentie chez sa mère, au moment où lui a été révélée la stérilité de son fils, la psychanalyste ne manque pas d'en faire une projection de sa propre culpabilité[131]. On ne niera pas qu'un homme se sente coupable d'être stérile[132]. Faut-il pour cela en déduire que la perception d'une culpabilité chez sa mère est nécessairement le simple effet d'une projection de sa part ? D'où sait-on que le patient ne sait pas ?

Dans un autre extrait de l'entretien, il est également entendu que M.Gouraud ignore les raisons pour lesquelles il accepte mal l'idée qu'un homme puisse ne pas vouloir être donneur de sperme. Le sujet est radicalement incapable de comprendre que s'il ressent plus de sympathie pour les donneurs potentiels que pour ceux qui rechignent à faire don de leur semence, c'est parce que lui-même est stérile et que l'universalisation de la maxime du non-donneur (« à chacun sa semence ») saperait les bases de son propre projet de paternité de substitution. Delaisi de Parseval n'imagine pas un instant que l'intéressé puisse accéder à la compréhension de ses évaluations spontanées : « M.Gouraud ne comprend visiblement pas comment on peut ne pas vouloir être donneur »[133]. Le fait qu'il puisse y avoir des hommes qui ne veulent pas donner leur sperme le heurte et il est entendu qu'il ne sait pas pourquoi il est ainsi choqué. Tel le prisonnier de la caverne de Platon, son défaut de conscience réflexive fait qu'il ne voit pas le rapport avec sa propre situation. Cette incapacité dans laquelle il se trouve de pressentir les motivations des jugements qu'il formule (« un donneur est généreux ») viendrait de ce qu'il est victime

---

[131] *Ibid.*p.233

[132] C'est même cette culpabilité qui est à la racine de son acceptation d'être père IAD : « pour ma femme, l'acceptation du problème de la stérilité a été très dure, car elle avait axé toute sa vie sur ses enfants (...) Pour elle cela devenait dramatique : elle tournait la tête devant les magasins pour enfants ou sur le passage des landaus».

[133] *Ibid.*p. 243

d'un mécanisme inconscient de projection par lequel il se transpose dans la situation du donneur. « Il s'agit, écrit l'auteur, d'une belle illustration d'un mécanisme de défense, par retournement d'un affect en son contraire. Notons encore que ce fantasme mégalomane de super-fertilité est aussi celui de certains donneurs »[134].

Tout au long de son livre, l'auteur (comme en « voix off ») coupe ponctuellement et régulièrement la parole du patient comme pour rappeler au lecteur qu'il ne doit pas se laisser prendre au jeu des réponses que donne M. Gouraud. Dans tout ce qui est rapporté par ce patient au sujet de sa stérilité, le lecteur ne doit jamais perdre de vue qu'il lui faudra compter avec une seconde strate de significations que le savoir psychanalytique seul peut mettre en évidence. Quoique puisse dire M.Gouraud, son propos ne sera rien d'autre que l'occultation de « la blessure de la stérilité » par un travail de « rationalisation », une blessure qui semble se situer « au niveau d'un manque ressenti dans le registre anal »[135].

Sauf à se procurer ultérieurement le livre de Delaisi de Parseval (où il trouvera suffisamment d'indices pour reconnaître la description de son cas), le patient n'accédera pas au secret de son propre discours. Enfermé dans l'obscurité de la caverne, il lui manque la connaissance du secret des conduites humaines. Quels que soient les cas décrits dans l'ouvrage, le patient stérile s'y trouve systématiquement confiné dans une situation de non-contrôle de soi, d'absence radicale de lucidité sur soi. Dès lors, dans la mesure où préserver un secret suppose un minimum de pouvoir sur soi, on voit mal comment le sujet auquel le psychologue a affaire pourrait être invité à garder le secret sur

---

[134] *Ibid.*p.244 (ce fantasme est-il masculin ? Il doit en tout cas être partagé par son épouse puisqu'il lui faut l'accord de celle-ci pour être donneur de sperme.)

[135] *Ibid.*p.239 ; l'auteur, sans s'en expliquer davantage, insiste sur l'appartenance « au double registre anal et narcissique » de la « blessure de la stérilité » (p.244). Cette articulation du discours de l'intéressé à un registre névrotique lui sert de biais pour investir un champ étiologique qui échappe à la sagacité du clinicien somatique (elle évoque l'éventualité d'une « origine psychosomatique de l'oligo-spermie » de M.Gouraud...)

les origines biologiques de son enfant. Comment autoriser un père à taire ce qu'il sait des origines génétiques de son enfant lorsque l'on sait par ailleurs qu'il est victime d' « une blessure qui semble se situer au niveau d'un manque ressenti dans le registre anal » ou la proie d'un « fantasme mégalomane de super-fertilité » ?

Toute la question est de savoir si cette démarche analytique[136] est parvenue à prouver que les conditions ne sont pas réunies pour que le secret puisse être conservé dans la conscience du père de substitution. Il est frappant de constater à cet égard que cette démarche s'assortit *in fine* d'un recours à une argumentation de type normatif emprunté à la rhétorique des droits de l'homme : « La prise en compte d'une pluri-paternité respecterait à la fois la paternité du père affectif et social (en lui facilitant précisément le travail de deuil de sa fertilité) mais aussi le psychisme de l'homme qui donne son sperme, de cet homme, de cet autre père, qui devrait *au pays des droits de l'homme*, être considéré autrement que sur le mode d'un étalon donnant sa semence. Les donneurs de sperme, pères de famille en général, ont eux aussi une histoire »[137]. Lorsque l'on cherche de la sorte un deuxième argument pour soutenir une prise de position, c'est que l'on reconnaît que le premier argument ne suffisait pas à lui-seul à emporter l'assentiment de son interlocuteur. Tout se passe ici comme si cette interprétation psychanalytique (au mauvais sens du terme) avouait à demi-mot ses propres insuffisances en cherchant à trouver ailleurs que sur son propre terrain - celui du « droit naturel » - la force de conviction qui lui fait défaut. Mais l'argument du « droit du père » à dévoiler à l'enfant le secret de

---

[136] Démarche analytique qui n'épuise pas, tant s'en faut, le sens de la démarche psychanalytique. Il s'agit en fait davantage d'une version caricaturale de « psychologie des profondeurs » très éloignée de l'essence authentique de la psychanalyse, laquelle n'a rien d'une psychosomatique (cf. sur ce point Roland Gori, *La preuve par la parole ; sur la causalité en psychanalyse*, PUF, Paris, 1998).

[137] Delaisi de Parseval G., *La part du père*, *op.cit.* p.325 (nous soulignons ce curieux surgissement d'une problématique à laquelle, en principe, l'interprétation psychanalytique des effets pathogènes du secret familial n'aurait pas dû avoir à recourir.)

sa conception hétérologue parviendra-il à convaincre là où le discours psychanalytique semble avoir échoué à le faire ?

Soutenir l'idée qu'un père de substitution a le droit de clamer haut et fort la vérité sur les origines biologiques de son enfant n'a de sens que si lui-même vit comme une frustration le fait d'avoir à masquer cette vérité. Certes, on pourrait objecter que le père social qui ne se rapporte pas au « travail de deuil de sa fertilité » sur le mode d'un « droit » à revendiquer n'a pas conscience de sa frustration. Toutefois, on reviendrait alors sur le terrain de la psychanalyse (l'explication par l'inconscient) alors que celui-ci n'a été délaissé au profit de celui du Droit que parce qu'il manquait de force argumentative.

Un troisième argument peut alors faire pencher la balance du côté de la position psychanalytique : que le père ait, par rapport à l'enfant, non pas simplement un *droit* de dire (droit à faire valoir pour se libérer lui-même sur le plan psychique) mais un *devoir* de dire. Un tel devoir serait le pendant du droit de savoir de l'enfant. Delaisi de Parseval souligne en ce sens que ce n'est pas seulement le père adoptif et le père biologique qui ont le « droit » de revendiquer le respect de leurs statuts respectifs mais l'enfant lui-même. Ce dernier est décrit comme la victime d'une mascarade généralisée orchestrée à son insu : « on détruit les traces de l'homme qui a donné ses gamètes, en faisant croire à un engendrement qui n'a pas eu lieu. Le tout sous la houlette du juge ou du notaire, en secret (...) Pourquoi, au fond, l'enfant né de la participation d'un donneur de gamètes n'aurait-il pas le droit de connaître la particularité de son histoire (tout à fait digne au demeurant) : de savoir que son père qui l'élève et dont il porte le nom, son père affectif et effectif, n'est pas son géniteur ? De savoir qu'il existe un autre homme, un « oncle d'Amérique », personnage additif (...) qui a contribué à sa venue au monde? La particularité du montage de l'IAD ne devrait-elle pas en toute équité, accorder aux enfants ainsi conçus une filiation noble, filiation qui serait fondée sur le cumul des paternités et non sur la substitution de l'une à l'autre »[138] ?

En un tel dispositif argumentatif, ce n'est plus seulement le principe de non-malfaisance (ne pas nuire à la santé psychique des personnes) qui est mobilisé pour contester la dissimulation des origines génétiques de l'enfant mais le principe de justice qui veut que chacun soit respecté dans son droit à la transparence. Formulé non plus en termes psychologiques mais en termes juridiques, le problème qui se pose au médecin de savoir s'il doit conseiller le silence ou la vérité aux parents d'un enfant conçu avec la participation d'un donneur anonyme reçoit une réponse qui risque fort d'être empreinte d'une ambiance idéologique tendanciellement sensible à la promotion des droits subjectifs et hostile à l'idée du maintien d'un secret. A l'aune de la « passion égalitariste » (Tocqueville) qui anime l'esprit des démocraties modernes, le secret se présente en effet sous la modalité anti-démocratique d'un privilège réservé à une élite, qui fait entorse à notre « droit de savoir » (lequel a pour corrélat le « devoir de dire »). L'allergie croissante de nos contemporains à l'idée d'un « secret d'Etat » par exemple, n'est qu'une des facettes de cette conquête de la transparence qui accompagne la logique moderne d'émancipation des mœurs. On ne compte plus les ouvrages de confidences d'anciens « secrétaires » (à la lettre : « qui est tenu au /dans le secret »). On ne compte plus non plus le nombre de témoignages des grands sur leurs secrets intimes, ni celui des petits sur leurs fantasmes et leurs pratiques sexuelles. Notre époque invite à lever les tabous, à dire ce que l'on pratique et à pratiquer ce que l'on dit. Le secret ne serait donc pas - ou pas exclusivement - ce qui est pathogène mais ce qui porte atteinte au droit de savoir, un nouveau droit qui devrait être partagé par tous. Parce qu'ils devraient être traités comme des personnes à part entière, en vertu du principe de justice, les enfants auraient eux aussi le « droit de savoir ».

---

[138] *Ibid.* p.324

Une des difficultés soulevées en la circonstance par le droit de l'enfant à la transparence vient de ce que sa mise en application n'aboutit pas seulement à dire le secret mais à lever l'anonymat du donneur de gamètes. Il est vrai que, du point de vue de Delaisi de Parseval, il en va pour le donneur comme pour le père de substitution : le fait d'être reconnu en tant que père biologique constitue un droit (droit, en l'occurrence, de ne pas être traité comme un « étalon donnant sa semence »). Mais qu'en est-il si ce « droit » à être traité avec décence se heurte - chez la même personne - au droit à l'intimité et à la préservation de l'anonymat ? « Tous les donneurs veulent garder leur identité secrète pour ne pas avoir à assumer ne serait-ce qu'à titre symbolique, une future paternité »[139] ! Qu'en est-il alors du droit du donneur à être respecté dans sa dignité de personne s'il préfère être donneur anonyme ?

Supposons par ailleurs que le père stérile souhaite laisser dans l'ombre les origines de son enfant en dépit des efforts du psychanalyste pour lui faire admettre que d'une part, il a le « droit » de faire « le deuil de sa fertilité » et que d'autre part, ce droit à être psychiquement libéré constitue en même temps un devoir de dire (eu égard au « droit » de son enfant à connaître le secret de ses origines). Va-t-on exiger coûte que coûte qu'il révèle à l'enfant qu'il n'est qu'un père nourricier et affectif? Comme Dagognet en fait la remarque : « exigerait-on de la mère d'un enfant adultérin, l'aveu de son glissement, aussi troublant pour l'enfant que pour le mari trompé »[140] ? Par ailleurs, si tout enfant a droit à la connaissance de ses origines génétiques, « on ne voit pas pourquoi on refuserait l'accès aux études génétiques à tous les enfants qui voudraient s'assurer de la réalité de leur origine biologique »[141]. Lorsqu'on sait que les tests génétiques laissent actuellement apparaître qu'environ un enfant sur dix n'est pas l'enfant de son père nourricier, on mesure les conséquences problématiques de cette éventualité.

---

[139] Mattei J.F., *Le passeur d'univers*, Calmann-Lévy, Paris, 2000, p.143
[140] Dagognet F., *Une nouvelle morale*, *op.cit.* p.86
[141] Mattei JF., *Le passeur d'univers*, *op.cit.* p.p.144-145

La question éthique que soulève la thèse selon laquelle tous les pères de substitution doivent lever le secret sur les origines génétiques de leur enfant vient de ce que la parole des patients interrogés n'est jamais prise au sérieux. Elle est systématiquement considérée comme symptôme d'un discours latent qu'il appartient au seul pouvoir du psychologue de décoder. S'autorisant à dépeindre le donneur comme un homme qui « a le droit de ne pas être traité comme un étalon donnant sa semence » un tel discours aboutit à l'élaboration d'une description qui jamais ne coïncide avec le propos des donneurs eux-mêmes, si du moins on en juge aux contenus des entretiens avec donneurs relatés dans l'ouvrage. Aucun donneur en effet n'affirme qu'il se rapporte à lui-même sous la modalité animale d'un « étalon ». Ce ne peut donc être qu'inconsciemment qu'il se sent dévalorisé par son statut d'anonyme. Le rapport à soi qu'il vit sous le régime de la générosité est d'emblée posé comme biaisé : le don n'existe pas ; sa vérité est ailleurs que dans la bouche du donneur (« fantasme mégalomane de super-fertilité »).

Au rebours de cette dépréciation du discours des protagonistes de l'IAD, la démarche du CECOS a été de prendre au sérieux les paroles des uns et des autres et, partant, de considérer que lorsqu'ils demandent que le nécessaire soit mis en place pour que le secret soit préservé, ils disent quelque chose qui a un rapport à ce qu'ils désirent *réellement*. Ainsi, lorsque le père de substitution prétend qu'il sera le vrai père, il n'est pas nécessairement prisonnier d'un mécanisme de refoulement de la vérité. Rien ne permet de décider *a priori* que la manière dont il conçoit la paternité (un lien de nature essentiellement affective et éducative) ne correspond pas à l'essence effective de la paternité, auquel cas, il ne serait pas opportun d'aller dénicher derrière les paroles du père potentiel sur la paternité un sens sous-jacent qui disqualifierait d'emblée le bien-fondé de son jugement. Il est philosophiquement défendable de faire résider la paternité *essentiellement* dans la relation affective et éducative à un enfant. C'est pourquoi rien ne permet de dire que le discours spontané et doxique des patients sur la paternité soit pensable en termes d'escamotage ou de mensonge. Garder le silence est un acte psychique qui peut fort bien être vécu comme un devoir de ne pas accorder au biologique plus de valeur qu'au relationnel et d'inscrire dans la réalité cette vérité de la suprématie de l'éducatif et de l'affectif.

Manière de dire que le secret n'est pas simplement un contenu de parole qui pré-existerait à la conscience du sujet (comme si celui-ci ne participait pas à la construction de la signification de ce qu'il cache). Sans doute, quiconque est convaincu que la paternité est d'abord une question de biologie vivra-t-il comme un poids difficile à supporter le fait de ne pas dire à l'enfant qu'il n'est pas son géniteur. Dans la mesure où le sentiment de vivre dans la dissimulation est effectivement pathogène, on peut penser qu'en pareil cas, il est préférable de dire à l'enfant ce qu'il en est de ses origines. Mais si à l'inverse, le père se représente l'enfant comme son enfant parce que la paternité lui apparaît moins comme un donné immédiat que comme une construction dans le temps, alors le secret s'inscrit dans un tout autre horizon de compréhension. Il ne se présente plus comme le masque d'une vérité fondamentale mais comme un épisode accidentel à oublier. Il ne relève plus de la dissimulation mais de la construction.

Il est philosophiquement défendable de faire résider la paternité *essentiellement* dans la relation affective et éducative à un enfant. C'est pourquoi rien ne devrait incliner celui qui tient ce discours spiritualiste sur la paternité à se représenter le secret comme un mensonge. Garder le silence est un acte psychique qui peut fort bien être vécu comme un devoir, celui de ne pas accorder au biologique plus de valeur qu'au relationnel et d'inscrire dans la réalité cette vérité de la suprématie de l'éducatif sur le génétique. Le non-dit correspondra à ce qui ne vaut pas d'être évoqué.

Le sens de la démarche du CECOS en est totalement modifié. « Le CECOS prend soin de prendre un sujet assez proche physiquement parlant pour faciliter ce que certains appellent une tromperie là où nous préférons voir les suites d'une suppléance »[142]. La suppléance est assurée par une simulation que Dagognet résume en ces quelques lignes : « comme on entend entourer de secret et de silence la substitution, on a dû étiqueter les caractéristiques principales et surtout apparentes du donneur, afin de pouvoir les accorder avec celles du père adoptif (. ..) On agit comme si c'était lui le géniteur aussi surveille-t-on, afin d'entretenir l'illusion d'une parenté possible, les deux phénotypes. On se guide sur la couleur des yeux, la forme des cheveux, voire sur le groupe sanguin. On tente la coïncidence entre le faux père (ou le père social) et le père biologique »[143].

Une démarche psychanalytique qui assignerait au secret un statut *nécessairement* et non pas *accidentellement* pathogène accorderait tacitement à la paternité génétique le monopole de la paternité. Sur la base du présupposé de la toxicité intrinsèque du secret, Delaisi de Parseval tire la conclusion que la démarche des CECOS relève d'un déni (et non, comme nous sommes enclins à le penser, d'une philosophie de la famille fondée sur l'essence sociale et affective de la paternité). Les liens de sang, écrit-elle « apparaissent tellement importants de nos jours, tellement 'fondateurs de filiation', que tout se passe comme si la société cherchait à tout prix à gommer la participation d'un géniteur différent du père social et légal »[144]. L'auteur fait ici allusion aux lois de bioéthique qui ont rattaché sur le plan juridique, la filiation artificielle à la filiation naturelle, « faisant, de ce fait, disparaître définitivement le donneur de gamètes »[145]. Au lieu d'y lire un message fort sur le plan philosophique relatif à l'essence spirituelle de la paternité, elle y débusque l'escamotage de la situation du père IAD qui, selon elle, ne diffère en rien de celle d'un père adoptif. « Depuis le vote des lois sur l'AMP,

---

142 Dagognet F., *La maîtrise du vivant* op.cit p.86

143 *Ibid.* p 152. On notera à cet égard que parmi les avantages d'avoir un enfant par IAD et non par adoption, M. Gouraud évoque le fait d'être assuré par cette méthode « de ne pas avoir un enfant de couleur- ce qui sans racisme aucun, ajoute un problème supplémentaire »

144 Delaisi de Parseval G., *La part du père, op.cit.,* p.317

145 *Ibid.* note

l'existence même de la participation de donneurs a fait l'objet d'un déni social et juridique : le législateur français a en effet choisi de rattacher la filiation artificielle à la filiation légitime ou naturelle » laquelle est « fondée exclusivement sur la volonté »[146] (à la différence de l'adoption, il n'y a pas de jugement en tribunal). Le mariage n'étant pas non plus une condition nécessaire à l'acceptation de la demande d'assistance médicale à la procréation (deux ans de vie commune y suffisent), la différence symbolique entre père IAD est père adoptif est marquée par la loi.

Une autre possibilité eût été de résorber cet écart et de rattacher sa filiation à la filiation adoptive. Mais aligner la paternité par insémination artificielle sur la paternité d'adoption est une démarche rien moins qu'innocente. D'abord elle incline à révéler à l'enfant ses origines biologiques puisque dans le cas de l'adoption pure et simple, le secret est fortement déconseillé. Il n'existe du reste quasiment plus de parents adoptant qui dissimulent la vérité à leurs enfants, ne serait-ce que parce que la grande majorité d'entre eux est issue de pays étrangers qui laissent, sur leur physionomie, la marque irréfutable de leur adoption. Surtout elle tend à accréditer l'idée erronée que l'enfant conçu par don de sperme est dans la même situation filiale que l'enfant adopté. Ce qui, à vrai dire, est signifié dans la démarche législative de 1994 (reconduite par la loi du 6 août 2004) est que « l'adoption pré-conceptionnelle » de l'enfant du conjoint *n'est pas une adoption*. Par définition, l'adoption a pour base l'existence d'un enfant abandonné. Or, dans le cas présent, ce qui précède le père IAD est non pas un enfant (pas même en gestation puisque cette gestation n'est possible qu'avec son accord) mais des gamètes en attente. C'est cette spécificité qu'a voulu marquer la loi de bioéthique.

Le fait qu'il ne soit pas tenu symboliquement pour un père adoptif parmi les autres pères adoptifs, offre la possibilité au père-IAD de se rapporter à son enfant autrement que sur le

---

[146] *Ibid.* p.323

mode (imaginaire) d'un petit être qui existait déjà à titre de personne déjà façonnée avant sa volonté. Cette symbolique est en adéquation avec la réalité puisque, de fait, l'enfant n'existe pas même sous la forme d'un embryon tant que la volonté du père affectif n'a pas consenti à sa conception. Le secret en est d'autant mieux assumé. Car ce qui est pathogène ce n'est pas le secret en lui-même mais l'interprétation de son contenu. Le secret n'est pathogène que pour autant qu'il est vécu comme mensonge éhonté (« je ne lui ai pas dit que je n'étais *que* son père adoptif »).

C'est la raison pour laquelle nous ne pouvons pas reconnaître l'impératif de transparence en tant que règle d'actualisation du principe éthique de non-malfaisance. Une simple psychologie de bon sens suffirait à rappeler la complexité du secret qui peut être tout aussi bien toxique que créateur de lien de complicité (« un secret essentiel entre des époux crée une intimité (...) Par leur existence même, ces secrets renforcent la cohésion et la confiance du couple tout en lui permettant de se distancier des enfants, des parents, des amis, car « cela reste entre nous ») »[147]. Il est sans doute hasardeux de se servir des outils de la psychanalyse, comme la fait Delaisi de Parseval, pour aller chercher sur le sens du secret un savoir qui irait au-delà de ce type de savoir empirique. Rien ne permet de dire dans le cas exposé ci-avant (le cas « Gouraud ») que la révélation du secret à l'enfant permettra au père de substitution de mieux vivre sa condition de père stérile. Nul n'a le secret des secrets. Ainsi, qui sait si l'empressement avec lequel M. Gouraud livre à son entourage le secret de sa stérilité n'est pas pour lui un moyen de masquer un autre secret ? N'est-il pas expéditif de voir dans la blessure narcissique de sa stérilité la cause de son épanchement ? Et si blessure narcissique il y a, au nom de quel savoir peut-on s'autoriser à penser qu'elle a été produite par la révélation de la stérilité ? N'existait-elle pas avant cette révélation et pour des mobiles ignorés par les deux protagonistes de la thérapie ?

---

[147] Imber-Black E., *The secret life of families* Bantam Books/ Bantam Doubleday Dell Publishing Group, Inc, New York, 1998, p.29

Il est conforme au principe de non-malfaisance d'éviter tout ce qui est de nature à perturber le devenir psychologique de l'enfant. Dire à l'enfant qu'il a deux pères ne consiste pas simplement à lui révéler une double paternité mais encore à la produire comme telle. Le langage crée une dualité, il rend effective, en la nommant, la bi paternité (même si, une fois instaurée, la scission pourra toujours être affaiblie par une explication sur les contributions paternelles respectives). Si le père affectif s'octroie intimement le monopole de la paternité, pourquoi encombrer l'enfant d'une soit disant double paternité ? Ce pseudo-savoir n'expose-t-il pas l'enfant à une vaine quête de filiation biologique ? « Pourquoi ébranler les assises de cette micro-communauté et déstabiliser l'enfant ? Nous approuvons ce silence tant la paternité spirituelle, dans notre perspective, l'emporte sur la biologique, au point de pouvoir la voiler »[148].

Le secret pourra d'autant plus facilement être préservé que le père partagera l'intime conviction que son premier devoir est de préserver cet équilibre de l'être familial, en partageant avec l'épouse une absolue discrétion autour des conditions de la fécondation de l'enfant à naître. L'un comme l'autre prouvent, par le fait de ce silence spirituel, l'infinie supériorité de l'affectif sur le biologique en le tenant pour néant.

Il n'est pas vrai que les hommes soient incapables de porter un secret et que tout secret de famille doive être livré sous peine d'effets pervers. Sans doute, le principe de non-malfaisance ne peut-il se décliner selon la règle de la non-transparence : le cas de M. Gouraud évoquant sa stérilité dès qu'il rencontre l'occasion d'en parler représente une des occurrences où la dissimulation de la vérité exposerait l'enfant à un péril bien plus grave que celui dont on voudrait l'épargner. Ce père potentiel était du reste lui-même déjà père adopté et on peut penser (comme il le fait lui-même avec discernement), que l'enfant aurait à s'interroger sur les raisons de l'adoption de son

[148] Dagognet F., *op.cit.*, p.86

aîné. Toutefois, sur la base de quelques cas isolés, il semble abusif de conclure que tout secret constitue une souffrance qui comme telle requiert d'être dévoilée. On suivra sur ce point la sage appréciation de Dagognet : « Nous refusons d'être attaché au dogme du passé, préférant, selon la formule connue, le mensonge (relatif) à la vérité qui tue. Tout a été mis en œuvre pour laisser dans l'ombre cette question qu'il ne faut pas soulever. Nous redoutons le rigorisme des parents qui restent trop marqués par la notion de paternité truquée. D'ailleurs nous n'avons pas prôné le mensonge mais seulement l'oubli »[149].

Le médecin (aidé du psychologue ou du psychiatre), décidera en conséquence de convaincre le couple concerné que le père n'est pas un faux père, qu'il ne s'agit pas d'un tour de passe-passe et que la paternité est le résultat d'un devenir-père[150]. Il ne leur dira pas que ce qu'ils savent doit être caché mais *relativisé* au profit d'une construction sereine de l'entité familiale. Il y a une grandeur du secret qui vient justement de son pouvoir d'interrompre une continuité historique et de favoriser l'avènement de nouvelles possibilités : « le réel ne doit pas seulement être déterminé dans son objectivité historique, mais aussi à partir du secret, qui interrompt la continuité du temps historique, à partir des intentions intérieures »[151].

Forcer le secret de l'autre c'est l'arracher à son obscurité et prétendre, au nom d'une interprétation scientifique du secret, qu'il ne peut ni ne doit rester hors d'atteinte de notre désir de maîtrise théorique. « Un étrange orgueil nous pousse non seulement à posséder l'autre, mais à forcer son secret, non seulement à lui être cher mais à lui être fatal »[152]. Le mode

---

[149] *Ibid.*

[150] Cette conception philosophique se retrouverait sous un autre aspect chez Emmanuel Levinas (cf. Lévinas E., *Ethique et infini*, Livre de Poche, Paris, 1984. p.63 : « la filialité biologique n'est que la figure première de la filialité ; mais on peut fort bien concevoir la filialité comme relation entre êtres humains sans lien de parenté biologique »).

[151] Levinas E . *Totalité et infini*, Martinus Nijhoff, La Haye, Ed. 1974 p.73

[152] Baudrillard J. *La transparence du mal. Essai sur les phénomènes extrêmes*, Galilée, Paris.1990, p.162

éthique de relation au secret de l'autre n'est pas dans la parole objectivisante qui - au moyen de clés théoriques - annihile la signification spontanée qu'elle se donne à elle-même. Le secret de l'autre est un appel à l'explicitation et non l'interprétation. Il ne peut aller sans susciter l'inquiétude du questionnement : suis-je dans le recueil passif et silencieux de la parole de l'autre ou dans son empaillement théorique ? C'est d'un pas hésitant que l'on va vers le secret de l'autre. C'est pourquoi nous devons nous interdire de préconiser quoi que ce soit sans avoir pris au sérieux la manière dont l'interlocuteur interprète lui-même le secret qu'il porte[153].

3) Le donneur de sperme n'est pas un « père » biologique

Sans doute n'est-il pas vain d'observer que « dans la société française contemporaine, nous semblons naviguer dans une zone frontière où chacun passe, selon les intérêts du moment, selon sa convenance, du côté de l'ordre biologique, du côté de l'ordre juridique (fiction), du côté socio-affectif [154]. Tel jugement attribuera la paternité au géniteur, tel autre au beau-père, tel autre à personne. La désignation du père dépend désormais moins de la loi que du jugement rendu par tel ou tel

[153] Le secret est parfois le vecteur d'une construction identitaire que sa révélation peut dangereusement faire voler en éclat (sur ce point cf. Zarifian E., *Le goût de vivre,* Odile Jacob, Paris, 2005, p. 47 : « certains gardent des secrets, certes très lourds à porter, mais qui font partie intégrante de leur moi, de leur identité. Livrer ce secret serait créer une véritable hémorragie psychique qui mettrait en grave danger la distinction entre soi et les autres »).

[154] Cette situation traduit l'oscillation dans les quatre critères de désignation du père depuis le droit romain :
-la volonté, selon le droit romain (c'est ce critère qui est retenu dans l'assistance médicale à la procréation) ;
- le mariage, selon le droit canon (de ce point de vue, il n'y a pas de présomption de paternité tant que l'intéressé n'est pas marié : Yves Montand bénéficiait de cette présomption avant son exhumation puisqu'il n'était pas le mari de la mère d'Aurore qui réclama l'expertise) ;
- la preuve biologique (les expertises en paternité, fondées sur les empreintes génétiques) ; - la notion de possession d'état (c'est la paternité au quotidien qui renvoie au fait d'élever un enfant et d'en être tenu responsable par la société).

tribunal »[155]. Cependant, cette fragilisation des repères en matière de filiation ne doit pas nous conduire à céder à la tentation de redéfinir la paternité en termes de descendance biologique. Elle souligne bien plutôt que nous avons besoin de disposer d'une philosophie de la famille qui définisse le juste rapport de la nature à la culture en matière de relation filiale.

Dans la perspective de la philosophie spiritualiste que nous avons fait nôtre, un lien génétique de paternité ne sera pas considéré que comme un lien de paternité potentiel. Si le père génétique ne devient pas le père social, il demeure un simple père virtuel dépourvu de toute consistance paternelle effective. Etre père, c'est l'être en acte. Le lien simplement naturel qui rattache l'enfant à ses parents est appelé à être dépassé par le lien social et affectif qui seul lui donne son effectivité. Il s'ensuit que c'est par abus de langage que l'on parle du donneur de sperme comme d'un « père » biologique. Comment pourrait-il être père celui qui n'apporte rien d'autre à la naissance de l'enfant que sa contribution séminale ? Sa participation à la venue au monde de l'enfant représente l'élément naturel, qui ne connaît que des lois anonymes et aveugles.

La biologisation de la figure du père aboutirait à falsifier l'essence de la paternité, en niant l'aspect institutionnel de la filiation humaine. Elle inclinerait à penser la relation filiale sous la modalité du renouvellement comme dans le monde animal où l'espèce se reproduit. C'est pourquoi il importe de souligner après Levinas, que « la paternité n'est pas simplement un renouvellement du père dans le fils et sa confusion avec lui. Elle est aussi l'extériorité du père par rapport au fils. Elle est un exister pluraliste »[156]. L'enfant n'est pas un produit biologique mais un existant, qui se tient hors de la vie naturelle (« il y a une multiplicité et une transcendance dans ce verbe exister ») [157]. L'être d'un fils - parce qu'il est celui d'un existant - ne peut se

---

[155] Delaisi de Parseval G., *op.cit.*, p.320
[156] Levinas *Le temps et l'Autre*, Fata Morgana, Montpellier, 1979, p. 87
[157] *Ibid.*p.86

déduire d'un être antérieur qui en serait la cause : « le fils en effet n'est pas simplement mon œuvre, comme un poème ou un objet fabriqué, il n'est pas non plus ma propriété. Ni les catégories du pouvoir ni celle de l'avoir ne peuvent indiquer le rapport à l'enfant »[158]. Le père biologique est un *individu* qui ne peut, par la fécondation, que donner naissance à un autre *individu*. Un individu n'est qu'un échantillon biologique qui reproduit une espèce donnée ; ce n'est pas un existant. L'existant est une subjectivité et « la véritable subjectivité humaine est indiscernable, selon l'expression de Leibniz, et par conséquent ce n'est pas comme des individus d'un genre que les hommes sont ensemble »[159]. Ce qui fait exister un sujet humain, c'est moins la naissance que la reconnaissance. Il n'y a pas de filiation là où manque l'acte de reconnaissance. La filiation n'est pas de l'ordre de l'immédiateté naturelle mais de la médiation langagière. Elle requiert une parole qui déclare solennellement que l'enfant est « fils » ou « fille » d'un autre qui, par cet acte langagier, signifie son attachement irréversible à lui.

Sur la base de cette philosophie de la paternité, nous pouvons dire que la règle qui actualise le principe éthique de non-malfaisance dans le cas de l'IAD (ou de la FIV-D) doit s'énoncer de la manière suivante : sauf décision parentale, les informations qui sont susceptibles de nuire à la santé psychologique future de l'enfant ne devront lui être transmises que dans les cas particuliers où il existe un risque avéré de révélation importune ultérieure. Pour le dire autrement, l'enfant n'est pas tenu de savoir ce qui est de nature à compromettre la construction de son identité. La confusion entre paternité effective et paternité génétique est à la source de périlleuses révélations à l'enfant qui dévoilent une fausse paternité par l'effet d'un abus de langage.

---

158 *Ibid.*

159 Levinas, *Ethique et infini*, Livre de Poche, Paris, 1984, .p.72

4) La mère gestatrice : « l'exact pendant de l'IAD » ?

Il nous reste à nous interroger sur ce que Dagognet appelle, (à tort selon nous), « l'exact pendant de l'IAD »[160], à savoir la substitution d'une mère gestatrice à la femme stérile qui ne peut assurer la gestation (par anovulation et malformation utérine). En France, le médecin n'est pas appelé à prendre de décision en ce domaine puisque les lois bioéthiques de 2004, dans la continuité de celles de 1994, ont posé une barrière à cette pratique. Néanmoins, la revendication d'un droit à « la gestation pour autrui » continue à se faire entendre régulièrement en se recommandant de son autorisation en d'autres pays. Aussi, devons-nous rappeler sommairement les justifications philosophiques de la législation actuelle.

Si l'on regarde le cas de la mère de substitution comme symétrique de l'IAD, on sera tenté de penser que la nature est, là encore, surmontée sans être effacée puisque - par sa semence - le père assure l'enracinement biologique de l'enfant dans la famille. Ce type de recours comme le rappelle Dagognet, a été condamné parce qu'il était « trop souvent rétribué ». Il aboutit à confondre « la reproduction avec une simple production (une marchandise et un salaire) »[161]. Toutefois, que vaut une telle objection à la pratique des mères porteuses dès lors que l'on peut s'assurer que la relation est exempte de toute rémunération (enfant porté par la sœur ou la mère) ? C'est la raison pour laquelle Dagognet s'est prononcé (dans *La maîtrise du vivant*) en faveur des « mères couveuses qui n'ont pas agi pour des motifs financiers ».

A l'évidence, le principe de non-malfaisance qui s'assure des conditions du secret (discrétion absolue du couple) ne pourrait plus (comme dans le cas du don de sperme) plaider en faveur de l'occultation de l'information à l'enfant. La grossesse, qu'elle soit celle de la mère ou de la sœur de la femme stérile,

---

[160] Dagognet F., *La maîtrise du vivant, op.cit.*p.154
[161] *Ibid.*, p. 154

aura nécessairement été connue par l'entourage. L'enfant sera, de ce fait, très largement exposé à être informé des circonstances spéciales de sa naissance. Mais la différence fondamentale avec le don de sperme (différence qui fait que la seconde n'est pas le « pendant » de la première) est que la grossesse a été *vécue* par la mère porteuse. Cet élément de participation affective et communicationnelle (qui ne figurait pas, et pour cause, dans le cas de l'insémination par le sperme d'un donneur) concrétise la filiation qui demeurait purement virtuelle dans le cas du don de gamète.

Que les situations respectives d'un donneur de sperme et d'une mère porteuse ne soient pas comparables, c'est ce qui est tragiquement illustré dans les cas où la mère gestatrice ne veut pas restituer l'enfant aux parents qui avaient passé commande. Selon le système juridique traditionnel, la mère est celle qui a donné la vie. La filiation créée par la relation materno-fœtale et affective ne peut être contestée. C'est à travers les yeux d'une mère que l'enfant est regardé par celle qui l'a porté en son sein. En cas de désir de garder l'enfant, il semble que le cumul des différentes modalités du lien filial (biologique, affectif, communicationnel) apporte suffisamment d'ingrédients à la mère gestatrice pour que la maternité qu'elle revendique soit considérée comme effective.

Cependant, cette conception juridique relève d'une philosophie spiritualiste où le *lien* (les relations invisibles telles que l'amour, l'attachement, le désir) compte plus que les *éléments* qui ne sont rien, pris isolément. Or on peut privilégier une autre façon de voir les choses. Ainsi, une philosophie matérialiste d'essence contractualiste concevra la famille comme groupe associatif d'éléments (atomes) qui existent par eux-mêmes, des éléments qui ont leur consistance ontologique propre, indépendamment des liens affectifs et biologiques qui les rattachent les uns aux autres. Ce sont les éléments qui priment sur la relation (c'est toute la différence entre *individualisme* et *holisme*).

Dans cette conception matérialiste, le lien affectif et charnel entre la mère gestatrice et l'enfant qu'elle porte pendant 9 mois ne change rien à la situation de départ (la signature du contrat) car la *relation* n'affecte pas le lien entre les *éléments*. La relation intersubjective n'est pas transformatrice des subjectivités préexistantes. La mère gestatrice est et demeurera une nourrice du troisième type. Quoiqu'il advienne, la mère effective sera la mère sociale (celle qui a passé commande), et son enfant sera *son* enfant, quelle que soit la relation que celui-ci peut avoir noué avec celle qui l'a porté dans son ventre. Il n'y a donc pas à prendre en considération on ne sait quel rapport materno-foetal qui aurait modifié la donne (en particulier la personnalité de la mère gestatrice, laquelle est censée rester identique à elle-même depuis le jour du contrat passé avec les parents sociaux). Le juge n'a pas à tenir compte de l'éventualité d'une relation affectueuse qui aurait changé la disposition d'esprit de la mère biologique sentant bouger l'enfant en son sein. Il ne lui est pas permis de se soustraire à son devoir de rendre le bien (l'enfant) qu'elle a conçu avec son instrument de travail (utérus). Nous sommes donc ici en présence d'individus séparés et rattachés les uns aux autres de façon extérieure et formelle par la négociation et le respect de l'engagement contractuel.

C'est cette conception contractualiste qui domine dans les Etats où le dénouement des discordes se fonde sur le seul engagement des promesses. Ces Etats sont de plus en plus nombreux, et leur position ne relève pas nécessairement d'une tradition de pensée libérale. Ainsi en Europe on compte parmi les pays qui autorisent la gestation pour autrui outre la Grande-Bretagne, la Belgique, les Pays-Bas, le Danemark, la Hongrie, la Roumanie, la Finlande et la Grèce. En principe (sur le plan de la cohérence philosophique), dans les situations de conflit entre mère de substitution et parents potentiels, la législation doit tenir comme souveraine l'expression de la volonté individuelle au moment de la signature du contrat.

Conformément à sa philosophie de la « famille mosaïque » Dagognet[162] approuve cette conception contractualiste du lien entre les personnes. A l'inverse de la philosophie spiritualiste qui affirme la primauté de la relation sur les éléments reliés entre eux, le modèle matérialiste assume la dissociation des éléments de base. En l'occurrence, on devrait dissocier le lien charnel (la mère génitrice) et le régime d'affiliation (la volonté des contractants). Il conviendrait d'aller au-delà de la nature biologique, de ne pas rester « prisonnier de la loi du sang »[163]. Est-il sûr, néanmoins, que l'élément naturel (le «sang ») soit ce qui peut inciter le juge à remettre l'enfant à la mère gestatrice? N'est-ce pas davantage la relation materno-fœtale qui peut conduire à en décider ainsi ? L'enfant n'a jamais existé pour le donneur de sperme ; il a en revanche manifesté ses premières réactions motrices, physiologiques et affectives dans le ventre de la mère de remplacement. Le simple fait que ce type de procès puisse exister, que la génitrice puisse finir par se laisser « prendre au piège » de la maternité, montre suffisamment que, sauf à réduire la grossesse à une excroissance anatomique, une femme ne peut pas faire don de son corps lors d'une période de gestation comme un anonyme donnerait son sperme.

Si l'on parvenait à se persuader qu'une mère puisse être investie du « simple rôle d'incubateur destiné à abriter l'enfant durant le temps de la gestation »[164], alors nous n'éprouverions aucune répugnance à l'idée qu'un jour on puisse avoir « recours à l'utérus d'une guenon ou d'un autre mammifère se rapprochant de l'espèce humaine, ou même enfin, à une simple couveuse de laboratoire authentifiant le concept de bébé in vitro»[165]. L'enfant

[162] *La maîtrise du vivant, op.cit.*, p.154

[163] *Ibid.*

[164] Mattei JF., *Les droits de la vie op.cit.*, p.28.

[165] *Ibid.* voir sur ce point Atlan H., *L'utérus artificiel*, Seuil, Paris, 2005. La gestation d'embryon en dehors d'un utérus féminin ne relève plus de la science-fiction. M. Atlan rappelle les expérimentations déjà entreprises sur des fœtus de rats, de chèvres, de souris et même sur des embryons humains (pendant 6 jours). A moyen terme, l'objectif serait de fabriquer, à des fins strictement thérapeutiques, des utérus artificiels tardifs capables d'accueillir les grands prématurés aujourd'hui

averti du fait que celle qui l'a mise au monde s'y est attachée et aurait désiré le garder ne se trouve pas dans les conditions minimales d'épanouissement requises par le principe de non-malfaisance[166]. D'autant que rien ne garantit que les dommages subis par l'enfant ne commencent pas dès avant sa naissance. En effet, une femme qui porte « un enfant dans le but de le donner à un couple commanditaire se place obligatoirement, dès la fécondation, en situation d'abandon psychologique ne serait-ce que par mécanisme d'autodéfense : tout au long de la grossesse, la mère s'efforce de ne pas s'attacher à l'enfant afin de ne pas trop souffrir à la naissance lorsqu'il lui faudra l'abandonner»[167]. Par ailleurs, dans la mesure où le rapport de la mère sociale potentielle et de la mère porteuse est un rapport contractuel, se pose à l'arrière-plan de cette négociation la question de la qualité de l'enfant commandé :« Il se peut que l'enfant se trouve porteur d'un handicap à la naissance ou d'une malformation. Le produit n'est pas alors conforme à l'imaginaire des parents qui se sentent en quelque sorte floués »[168].

La protection contre tout dommage psychologique que nous leur devons en vertu du principe de non-malfaisance nécessite que l'enfant à naître ne soit pas traité comme l'objet d'un contrat. Il requiert que notre société continue à « préserver son avenir par le respect et la dignité qu'elle accorde à l'enfant »[169] en refusant l'idée qu'un adulte puisse se rapporter à un enfant comme à quelque chose : « on n'a jamais droit à quelqu'un. On peut éventuellement avoir droit à quelque chose. Le droit à l'enfant ferait entrer celui-ci dans la catégorie des choses dont on décide quand et comment on les acquiert »[170].

---

traités en couveuse. A plus long terme, le but des chercheurs est de concevoir un utérus artificiel complet, dans lequel une gestation normale se déroulerait entièrement, à de la façon d'une grossesse ordinaire.

[166] Cf. Mattei J. F., *op.cit.*, p.29 qui évoque « des situations d'enfants déchirés entre un père biologique, une mère sociale potentielle et la mère porteuse»

[167] *Ibid.*, p.29

[168] *Ibid.*

[169] *Ibid.*

[170] Mattei JF., *Le passeur d'univers, op.cit.*, p.163

IV - Les repères familiaux à l'épreuve de la fécondation in vitro (FIV)

1) Le problème du statut de l'embryon

La méthode de la fécondation *in vitro* a permis d'élargir à la prise en charge de la stérilité maternelle (trompes de Fallope bouchées) l'éventail des procédés de procréation artificielle. Le tableau des nouvelles entités familiales s'est étendu. En effet, dans la mesure où elle supposait que l'on conservât des embryons au congélateur, la famille ne se composait plus seulement de fils ou de filles, mais « de participants en attente »[171].

On rappellera brièvement que l'idée qui préside à la FIV est d'aller chercher l'ovule à la surface de l'ovaire, guidé par l'échographie, de le cueillir au bout d'une seringue, de le déposer dans une éprouvette en présence des spermatozoïdes du conjoint et d'observer la fécondation sous l'œil du microscope. Dès que l'œuf fécondé commence à se diviser, il est introduit dans l'utérus de sa mère où il ira se nicher. Il est alors âgé de quelques heures à peine.

Cette réplique biotechnologique à la stérilité par le prélèvement d'ovocytes[172] (sous anesthésie générale) que le médecin fait venir à maturité au laboratoire avant de le féconder avec le sperme du conjoint se justifie pleinement au regard d'une philosophie spiritualiste de la famille qui fonde la venue de l'enfant sur l'amour des parents ne cherchant rien d'autre en lui qu'une objectivation spirituelle. Les questions d'éthique n'ont commencé à se poser qu'avec les contreparties de la réussite de cette technique : l'opération est précédée d'une stimulation de la fonction ovarienne qui a pour effet de libérer plusieurs ovules.

[171] Dagognet F., *La maîtrise du vivant op.cit.*, p.154
[172] Gamète femelle non encore parvenu à maturité.

L'équipe biomédicale est obligée - sous peine d'avoir à réitérer l'intervention - de faire plusieurs prélèvements et de féconder tous les ovules (« environ une dizaine, sans qu'il soit évidemment possible de les implanter tous »[173]). C'est le talon d'Achille de la FIV : elle bute sur l'obstacle de la conservation des ovocytes non fécondés (la congélation y est synonyme d'altération). Les ovocytes doivent donc être rapidement fécondés pour pouvoir être congelés dans l'azote liquide.

Prélever plusieurs ovules simultanément permet d'accroître les chances de succès. En effet, non seulement il n'est pas possible de renouveler facilement le geste de prélèvement d'ovules comme s'il s'agissait d'une opération anodine, mais le taux d'échec est élevé. Dans l'espoir que l'un d'eux s'implante, deux ou trois embryons sont généralement introduits dans l'utérus. Un premier problème éthique se pose lorsque plusieurs se développent (cas de l'« enfant multiple ») : pour ne pas nuire aux deux autres, et donner toutes ses chances à la grossesse de se poursuivre jusqu'à son terme, le gynécologue est parfois contraint d' « interrompre le développement de l'un d'entre eux en pratiquant une « réduction embryonnaire » : « c'est en quelque sorte l'enfant sacrifice qui permet l'épanouissement des autres »[174].

En disjoignant des processus physiologiques que l'on croyait jusqu'alors inséparables (la fécondation et la nidation), les biotechnologies ont donné une existence autonome à l'embryon : celui-ci peut « être » en dehors du ventre maternel et s'y développer longtemps après le temps de la fécondation. Se pose ainsi la question de savoir combien de temps il faut garder dans l'azote liquide les embryons en excès. Pour les couples qui ont atteint leur but, il peut ne pas être psychologiquement anodin de laisser s'éterniser cette situation d'« embryons en attente ». Faut-il donc les détruire après un certain temps, faute d'emploi ? Ne commet-on pas alors un semi-infanticide ?

---

[173] Mattei J.F., *Ibid.*, p.23
[174] *Ibid.*

Cette question nous renvoie inévitablement à la détermination du statut de l'embryon. Peut-on considérer qu'un embryon au congélateur est déjà un membre, à part entière, de la famille créée par les géniteurs, ayant recouru à la fécondation *in vitro* ? Il est permis de se demander si nous ne le créditons pas d'un coefficient ontologique trop élevé. En effet, sur fond d'une philosophie de la famille qui fait dépendre de la réalité familiale la réalité individuelle de chacun de ses membres, il ne semble pas qu'on puisse voir dans l'embryon un membre actuel de la famille. Certes, il est ambigu de dire à la façon de Dagognet : « un être ne vit qu'à travers la volonté d'une famille qui le réclame »[175]. Car l'embryon vit déjà d'une vie humaine. En revanche, et comme le disait déjà Aristote, l'être peut être dit de plusieurs manières : on peut dire d'un être qu'il vit sans pour autant lui donner le statut d'existant. Exister étymologiquement signifie « se tenir hors de soi ». Or ce qui nous permet d'être « hors de nous-mêmes », ce qui nous arrache à notre enfoncement dans l'immédiat de la vie naturelle, c'est le contact avec d'autres êtres humains, à commencer par l'environnement familial.

Cette philosophie spiritualiste domine le débat éthique en France. On s'accorde généralement à dire aujourd'hui que l'embryon n'existe pas à titre de personne et que sa destruction (par décongélation ou avortement) n'est pas un homicide. Persiste néanmoins un point de vue théologique représenté entre autres par Boutin qui dénonce cette identification de l' « être » à l' « être reconnu » que l'on doit à Hegel : « du point de vue philosophique, que démontre le raisonnement selon lequel l'embryon n'a de qualité d'être que si on la lui reconnaît ? La non-reconnaissance de l'être ne nous dit rien sur l'être en question »[176]. A coup sûr, un être humain qui ne serait reconnu par personne n'en demeurerait pas moins membre de la

[175] *Ibid.*
[176] Boutin C., *L'embryon citoyen*. Edition Le Sarment coll. « Un autre regard sur l'homme », 2001 p.103

communauté des hommes. De là à conférer à l'embryon la plénitude de l'être d'une personne, il n'y a qu'un pas que l'on ne saurait franchir sauf à annuler la capacité ontogénique (créatrice d'être) de la famille. La cellule familiale permet à ceux qui vivent en son sein de passer de la vie à l'existence. Elle les arrache à ce qu'ils sont immédiatement pour les faire devenir autre qu'ils sont. Comment peut-on valoriser la famille en négligeant la contribution décisive de l'être familial à l'accroissement ontologique de l'être individuel ?

On concédera à Boutin que l'être de l'embryon ne se réduit pas à une simple réalité biologique : « chaque nouvelle découverte à propos de la "psychologie du fœtus" nous conduit à remettre en cause la théorie selon laquelle le début de la vie humaine se résumerait à des processus biologiques. Une telle définition de l'homme paraît aux chercheurs en psychologie de plus en plus réductrice »[177]. Cela étant, force est de constater que ce qui actualise les potentialités psychiques du fœtus relève déjà de l'interaction avec la mère donc avec l'élément familial. L'embryon s'inscrit dans un processus de personnalisation au déploiement duquel la famille joue le rôle le plus déterminant. L'embryon humain ne peut rien faire de lui-même : la personne est le fruit d'un processus de personnalisation et nous ne nous personnalisons pas seul. Les potentialités que souligne. Boutin elle-même pour montrer la précocité de la vie psychologique humaine - « réceptivité à la voix masculine, sensibilité à la musique, début de familiarisation avec la langue maternelle » - [178] montrent assez que sans l'altérité d'un monde humain en relation avec lequel il vit, l'embryon ne développerait pas ses capacités psychologiques. Déjà le fait de parler de « voix masculine » laisse entendre que la femme enceinte n'est pas seule, qu'il existe un homme à ses cotés et un foyer chaleureux dans lequel on entend de la musique.

---

[177] *Ibid.* p.81
[178] *Ibid.* p.82

Le biais par lequel les potentialités de l'enfant à naître vont s'actualiser n'est autre que la cellule familiale à la qualité d'accueil de laquelle le principe de non-malfaisance nous enjoint à être attentif en écartant des configurations par trop marginales (foyer homoparental, par exemple). Assurément, et jusqu'à preuve du contraire, l'embryon humain ne peut être qu'humain. Ce n'est pas l'humanité de l'embryon mais son statut de personne *en acte* (d'être « pour soi ») qui est ici en jeu. Pour devenir « personne humaine actuelle » il lui faudra être institué en tant que tel[179]. A ce propos, Legendre rappelle quelque part le commandement du droit romain (*Vitam instituere)* : « il ne suffit pas de produire de la chair humaine, encore faut-il l'instituer». L'homme est l'animal qui ne se définit pas par la nature. Il s'humanise en opposant l'institution à l'instinct, le civilisé au sauvage, la médiation du langage à l'immédiateté du vécu. C'est dans ce mouvement d'arrachement à l'être brut que s'éveille la personne comme singularité insubstituable. C'est pourquoi nous ne pouvons reconnaître l'expression du principe de non-malfaisance dans un « impératif de protection »[180] de l'embryon dont l'inconditionnalité interdirait de lui faire subir la moindre entorse. Un tel principe (parce qu'il se veut autre chose qu' « un vague principe assorti de mille et une exceptions au nom de la souffrance des hommes »[181]) aboutirait tout simplement à l'interdiction de la fécondation *in vitro* eu égard aux conditions nécessaires à la réalisation d'une seule grossesse. Du point de vue de celui qui entend « reconnaître à l'embryon l'inviolabilité à laquelle il a droit »[182], la FIV ne peut apparaître que comme un véritable jeu de massacre[183]. Rejeter la FIV reviendrait à prôner le retour à l'insémination artificielle, une méthode deux fois moins efficace. On amenuiserait les chances de l'enfant à venir au monde au nom de son « être » d'embryon.

---

[179] Sans parler du fait qu'il lui faudra « traverser bien des épreuves biologiques (l'implantation risquée, des divisions).»(Dagognet F., *op.cit* p.156)

[180] Boutin C., op.cit.p.183

[181] *Ibid.*

[182] *Ibid.*

[183] Un enfant né équivaut en moyenne à 70 ovules sur la base desquels 42 embryons auront été conçus. 22 seront jetés en raison d'une qualité jugée médiocre, 18 seront implantés. Au terme de l'opération, une grossesse seulement parviendra à terme.

La philosophie de la famille en vertu de laquelle nous avons déterminé les normes éthiques qui fondent les décisions en assistance médicale à la procréation, nous incline à jeter un regard éminemment favorable sur tout ce qui est de nature à favoriser l'épanouissement de l'enfant que nous avons conçu comme objectivation de l'amour parental. Le principe éthique de non-malfaisance ne fonctionne comme opérateur de disqualification de l'usage d'une biotechnologie que là où les conditions d'épanouissement de l'enfant ne sont pas réunies. Ce que l'on sait des enfants nés de fécondation *in vitro* n'est pas de nature à nous faire craindre d'avoir porté atteinte à notre devoir de protection de l'enfance.

Lorsqu'un enfant est appelé et désiré par des parents qui sont prêts à subir une démarche éprouvante pour lui donner le jour (plusieurs tentatives infructueuses avant que la grossesse ne réussisse), le principe de non-malfaisance ne peut que s'actualiser à travers des pratiques qui favorisent sa venue au monde. Les effets dommageables de la fécondation *in vitro* tels que la constitution d'un stock d'embryons surnuméraires ou la pratique de la réduction « embryonnaire » ne peuvent apparaître comme sacrificiels qu'aux yeux d'une identification de l'être de l'embryon à celui de la personne humaine en acte, laquelle relève en dernière instance d'une intime conviction : « nul besoin de savoir très précisément ce qu'est l'embryon humain ni l'homme en général dans leur mystère en partie insondable, pour sentir comment il faut le traiter : un trésor à préserver »[184]. A cette éthique de la conviction qui renonce à affronter la discussion sur le statut de l'embryon et n'entend répondre qu'au seul attrait d'une valeur à promouvoir, sans accepter ni compromis ni casuistique, ne devons-nous pas préférer une éthique de la responsabilité qui s'entend d'abord à répondre des conséquences de ses engagements [185] ?

---

[184] Boutin C., *op.cit.*, p.199

[185] Sur la différence entre « éthique de la conviction » et « éthique de la responsabilité », cf. Weber M., *Le savant et le politique*, Plon. 1959

2) Le cas du transfert d'embryon post-mortem

Il s'agit là encore de savoir si la médecine peut contribuer à faire naître un enfant dans une famille devenue « monoparentale » après le décès du père. A vrai dire, les impondérables de l'insémination artificielle avaient déjà soulevé l'interrogation[186] : « une femme peut-elle être inséminée avec le sperme congelé de son mari mort ? Malgré la valeur des arguments développés, tous d'ordre affectif, est-il conforme au cours normal de la vie d'accepter la conception délibérée d'un orphelin de père »[187] ? La réponse négative que la philosophie spiritualiste a donnée au cas de l'insémination de la femme célibataire doit-elle valoir en pareil cas même si les circonstances tragiques inclinent à la compassion ?

Concédons que le cas de la fécondation *in vitro* pose déjà des difficultés plus étendues que l'insémination de la veuve par le sperme du conjoint disparu. En effet, l'embryon - même s'il n'est qu'« une personne humaine potentielle » (selon la définition du Comité Consultatif National d'Ethique) - n'a pas un statut ontologique équivalent à celui des gamètes qu'il fusionne. Il n'est pas non plus un embryon surnuméraire. Au regard d'autres embryons congelés, on peut soutenir que son « être » s'est amplifié du fait qu'il est un être désiré par le couple qui l'a conçu. D'où la tentation d'ouvrir la porte à ce type de pratique : « la femme veuve ne se trouve pas dans une situation de non-famille ; elle ne cherche qu'à prolonger celle qu'elle a fondée. Pourquoi ne pas saluer cette fidélité »[188] ?

Il reste néanmoins difficile de dire que l'embryon *post-mortem* est appelé à donner corps à un foyer et à le vivifier, à

---

[186] Sur ce type de cas en France et aux Etats-Unis cf. Mattei JF., *Les droits de la vie, op.cit.*, p.19

[187] Ibid.

[188] Dagognet F., *Une nouvelle morale op.cit.*, p.87

moins de relativiser le tragique de la mort en faisant du mari décédé un demi-mort comme le fait hardiment François Dagognet : « le mort continue à vivre au moins dans l'esprit de ceux qui l'ont connu »[189]. Devons-nous donc nous donner pour règle de « ne pas trop raisonner en fonction d'une présence en chair et en os » en considérant que « ce dernier critère souffre de son prosaïsme »[190] ?

L'idée cardinale de la médecine de la reproduction est de dynamiser une vie conjugale préexistante et non de « ressusciter » un mort à travers son enfant. Par suite, sauf à brouiller les distinctions les plus élémentaires entre la vie et la mort, on doit reconnaître que cette pratique transforme une activité thérapeutique en une activité subversive s'il est vrai qu'assurer la gestation d'un enfant dont on sait par avance qu'il sera orphelin de père s'écarte sensiblement de la finalité initiale de cette spécialité médicale. La fécondation *post-mortem* semble saper les assises de la philosophie spiritualiste de la famille qui est censée réguler les décisions en AMP. Il faut toutefois reconnaître qu'une position d'inspiration chrétienne (donc éloignée a priori du modèle matérialiste) peut aboutir à préserver l'embryon (respect de la vie) et à défendre son droit à venir au monde. Cette position est celle du Professeur Sureau qui relativise la prééminence du modèle classique de la famille (père /mère/enfants) : « un enfant peut être tout aussi heureux qu'un autre, élevé par sa mère seule, qu'il s'agisse d'une implantation posthume ou d'une insémination délibérée avec le sperme de son ami décédé, voire un sperme de donneurs. Ne connaissons-nous pas tous des cas exemplaires d'enfants élevés dans des conditions parfaites par des mères célibataires »[191] ?

Dans ces conditions, il serait malvenu d'invoquer la crainte de favoriser la naissance d'un patient potentiel. Toute crainte relative au développement futur de l'enfant s'avère être

---

[189] *Ibid.*

[190] *Ibid.*

[191] Sureau C., *Alice aux pays des clones*, Stock, Paris, 1999., .p.95

infondée. Toute référence au principe de non-malfaisance en pareille circonstance ne peut alors relever que de la mauvaise foi ou d'un moralisme rampant : « N'est-il pas évident que derrière l'apparence de l' "intérêt de l'enfant" se profile un jugement de valeur sur les motivations de la femme, voire une critique implicite de son équilibre psychologique »[192] ?

Suivant cette ligne argumentative, la décision médicale en assistance médicale à la procréation devrait reposer, comme en n'importe quel champ de l'activité médicale, sur le respect de la liberté individuelle qui fonde le principe d'autonomie et sur la compassion qui définit l'essence de la bienfaisance. Au nom du premier principe, on considérera que le refus de permettre à une femme d'avoir un enfant sans la présence d'un père au foyer relève d'une « attitude méprisante [qui] est singulièrement éloignée de l'écoute que l'on doit à toute demande, du respect que l'on doit à toute personne »[193]. Au nom du second, il sera permis de s'indigner de l'absence de tout affect compassionnel chez ceux qui ont osé transformer ce cas de figure en problème de casuistique : « critiquez la PMA, censeurs prétentieux, figés dans votre orgueilleuse insensibilité (...) »[194] ! Rien n'est au-dessus de sa compassion, et surtout pas un quelconque principe universel que la froide raison tenterait de lui opposer : « ceux-là s'élèvent volontiers contre une compassion qu'ils jugent sentimentaliste et dérisoire ; ils lui reprochent de porter atteinte à l'universalité de la Règle »[195].

On pourrait objecter à cette défense de l'implantation posthume de l'embryon que la compassion ne s'oppose pas à une norme universelle attendu qu'elle définit elle-même le mobile d'un principe (elle est en l'occurrence le mobile du principe de bienfaisance). Dans la mesure où la valeur que nous attachons à une règle ne peut être révélée que par une émotion, on ne peut pas opposer la règle universelle et l'émotion. Dans le cas qui

---

[192] *Ibid.* p.95-96
[193] *Ibid.* p.96
[194] *Ibid.* p.128.
[195] *Ibid.*, p.129.

nous intéresse ce n'est pas d'abord avec une règle que la compassion pour la veuve entre en conflit mais avec une autre émotion, à savoir : la crainte pour l'enfant à naître. Il faut en effet se souvenir que nous n'avons pas affaire au cas d'un patient isolé mais à celui d'un parent dont il y a lieu de craindre que le futur enfant évolue dans des conditions défavorables. Cette crainte est celle qui nous révèle la valeur du principe de non-malfaisance, lequel ne peut - sauf arbitraire - être sacrifié au principe de bienfaisance pour les parents.

Pour en expliciter la portée éthique, on peut donner à cette crainte la forme de l'interrogation suivante : qu'en est-il des états de conscience qui déterminent la décision de la veuve de faire naître l'enfant en dépit du décès du père ? Lorsque le CCNE avait rendu en 1993 un avis favorable à l'implantation des embryons congelés chez des jeunes femmes veuves entre leur 3e et leur 12e mois de veuvage, il avait assorti son avis d'une condition : que cette décision soit « mûrement réfléchie ». Or qu'en est-il de l'objectivité rationnelle d'une décision prise à partir de trois mois de veuvage ? Le risque de survenue d'un état dépressif et mélancolique ne rend-t-il pas pour le moins problématique le caractère « mûrement réfléchi » de la décision de la veuve ?

Rien n'est moins transparent que la décision qui met en jeu l'attachement à un être cher fraîchement disparu. Le proche est exposé à projeter sur la personne décédée sa culpabilité de survivre à sa disparition, de continuer en son absence l'aventure de la vie et de jouir des plaisirs qu'elle apporte. Participe de cet affect morbide, le remords d'avoir occasionnellement haï le défunt, d'avoir désiré sa mort, ne serait-ce que furtivement (au cours de certaines disputes, par exemple). Dans cette atmosphère de culpabilité diffuse, il est permis de se demander si la perspective d'avoir à détruire les embryons congelés ne charrie pas quelque sourde mauvaise conscience dans l'esprit de la personne veuve. D'autant que celle-ci ne peut s'autoriser le désir coupable de convoiter une descendance issue d'une autre union. Si d'aventure cette perspective venait affleurer à sa conscience, elle la chasserait au nom du devoir de fidélité qu'elle se sent tenue d'honorer.

On comprend dans ces circonstances que certains professionnels de la psychiatrie (soutenus dans leur démarche par les responsables d'associations de veuves et de veufs) aient jugé utile d'avertir les pouvoirs publics sur les limites du discernement imposées par le veuvage[196]. Ils notent que dans tout deuil « il y a, au commencement un refus de la réalité et bientôt un sérieux état dépressif au cours duquel s'effectue le détachement problématique et progressif de l'être perdu »[197]. Le fait de ne prendre en considération que la seule liberté de la mère (absolutisation du principe d'autonomie) revient à supposer que l'embryon est un bien qui lui appartient et auquel elle peut disposer à son gré. N'est-ce pas oublier que l'embryon n'appartient à personne, qu'il n'est pas plus la propriété de la génitrice que celle du conjoint ou concubin de celle-ci ? Le devoir de la collectivité est de protéger tout être humain (être humain potentiel à vrai dire) contre tout ce qui est de nature à compromettre sa santé psychologique.

Si l'on s'en rapporte à la formule dérivée de l'impératif catégorique - « agis de telle sorte que tu traites l'humanité aussi bien dans ta personne que dans la personne de tout autre, toujours en même temps comme une fin, et jamais simplement comme un moyen »[198] - on se doit d'interroger le rapport de la veuve à l'enfant à naître : « que penser de l'enfant et du regard porté sur lui ? Ne devient-il pas une sorte d'enfant mémoire »[199]? La conservation de la relique (un objet qui rappelle le souvenir

---

[196] « Lettre au secrétaire d'Etat à la Santé » in *Le quotidien du médecin* N°6361, 20 octobre 1998 p.31. Le texte rédigé par M. Hanus, président de la société de thanatologie, a été cosigné, entre autres, par A.Bellavoine, présidente de la Fédération internationale des veufs et des veuves (FIAV), H.Favre, présidente de la fédération des associations de veuves civiles chefs de famille) et S.Lebovici, Professeur Emérite de psychiatrie de l'enfant.

[197] *Ibid.*

[198] Kant E., *Fondements de la métaphysique des mœurs,* Delagrave, trad. V.Delbos, [1785], Paris, 1957. pp.150-151

[199] Mattei J.F., *op.cit.*, p.20

du défunt) est une pratique qui s'inscrit dans tout processus de deuil. La tentation n'est-elle pas forte de s'emparer de l'embryon, souvenir encore vivant de l'union perdue ? Le climat affectif dans lequel se prend la décision peut faire craindre que l'enfant ne soit pas voulu pour lui-même, mais seulement à titre de relique pour ressusciter le défunt. En ce sens, on peut considérer que l'enfant est instrumentalisé puisqu'il est utilisé à titre de remplacement. Le principe de non-malfaisance oblige à interroger les répercussions psychologiques possibles d'un enfant exposé au risque d'être conçu dans le ventre d'une veuve à dessein de réactiver l'image du disparu. « A-t-on le droit de faire porter à ces enfants un tel poids, un tel malheur ? N'est-il pas du devoir de la communauté de les protéger du chagrin légitime de leur mère avec tous les risques qu'une telle situation dramatique comporte pour leur avenir »[200] ?

L'idée de protéger un individu contre lui-même peut paraître paradoxale et pourtant : suffit-il de se sentir libre pour l'être effectivement ? Chacun s'accordera à reconnaître que décider en dépit de toutes raisons (voire contre la raison) n'est pas décider librement. La liberté ne va jamais sans une subordination de notre affectivité contingente à des principes qui ne peuvent être réputés raisonnables qu'à la condition de pouvoir être universellement partageables. « Agis uniquement d'après la maxime qui fait que tu peux vouloir en même temps qu'elle devienne une loi universelle »[201] : l'impératif catégorique qui soumet la maxime de notre décision au critère de l'universalisation possible nous oblige à nous demander si nous pouvons vouloir d'un monde où ce serait une loi morale de favoriser la naissance d'enfants orphelins de pères. Un tel monde tiendrait pour acquis que le rôle du père dans l'éducation des enfants est inessentiel ou facultatif. Par suite, en décidant d'accepter de pratiquer la fécondation *post-mortem*, les médecins accepteraient que l'institution médicale délivre un message

---

200 Hanus M., Lettre au secrétaire d'Etat à la Santé in *Le quotidien du médecin* op.cit.p. 31

201 Kant E., *Fondements de la métaphysique des mœurs op.cit.*, p. 137

péjoratif sur le rôle du père dans l'éducation de l'enfant (c'est du reste ce qu'il y a d'un peu ambigu dans les propos de Sureau qui évoquent les « enfants élevés dans des conditions *parfaites* par des mères célibataires »)[202]. Le rapprochement avec les enfants nés après la mort de leur père serait trompeur car « la situation n'est pas la même et ce que nous savons de ces enfants n'est pas toujours encourageant. Le rapprochement avec les familles monoparentales est encore plus discutable »[203].

Ajoutons que l'implantation utérine d'un enfant après le décès de son père soulève des questions qui dépassent la sphère de l'éthique médicale. Si des difficultés économiques rendent précaire la prise en charge sanitaire et sociale de ces enfants posthumes, jusqu'où la société engage-t-elle sa responsabilité ? L'Etat sera t-il tenu d'assurer l'éducation de cet orphelin que la médecine aura pris la responsabilité de faire naître ou abandonnera-t-il la mère aux caprices de la fortune, une fois l'implantation réussie ?

Une fécondation *in vitro* ne doit pas avoir d'autre visée que celle de concrétiser un amour actuel (et non posthume) à travers la constitution de la famille. C'est pourquoi outre les raisons qui peuvent être avancées pour que « la femme survivante soit protégée contre elle-même, au moins le temps de son deuil », on doit faire valoir « les droits de l'embryon - futur enfant - de ne pas devenir à la fois un enfant sans père et un enfant de deuil »[204].

3) Le décès seulement prévisible du père

En marge de la question de la mort du géniteur, se pose la question plus difficile de son décès prévisible. La situation est problématique : les géniteurs étant vivants, la fécondation du sperme congelé du conjoint demeure légalement possible. Faut-il

---

[202] *op.cit*
[203] *Ibid.*
[204] Hanus M., « Lettre au secrétaire d'Etat à la Santé », *op.cit.* p. 31

concevoir un embryon probablement *voué* à être orphelin de père ? Le problème quitte la scène juridique pour entrer dans l'enceinte de l'éthique. Un couple dont l'un des deux membres est exposé à une mort prochaine du fait de la survenue d'une maladie grave peut-il recourir à une fécondation avec le sperme conservé au CECOS avant le traitement de la maladie ? Quand une chimiothérapie risque de se solder par une stérilité masculine les médecins suggéreront au patient de congeler sa semence pour prévenir son infécondité future. Or, lorsque le traitement ne permet pas d'enrayer la maladie, et que le couple persiste dans sa demande de fécondation du sperme congelé, c'est la question de la qualité de l'information du couple qui vient se poser rétrospectivement : les géniteurs ont-ils été suffisamment bien informés que le dépôt de sperme au CECOS avant chimiothérapie n'entraînait pas obligatoirement la possibilité d'envisager secondairement une fécondation ? Les médecins peuvent-il réellement faire comprendre que cette congélation n'est pas une promesse de fécondation future ? Comment le patient peut-il se représenter cette proposition médicale de préservation de son sperme autrement que comme une promesse de survie ? Est-il humainement possible, pour lui, eu égard aux conditions émotionnelles dans lesquelles il est plongé, d'avoir une conscience lucide de la gravité de sa situation et du sombre pronostic qu'elle laisse présager ?

On sait qu'en matière d'information, un patient a le droit de ne pas savoir, sauf en cas de maladie infectieuse. Or si l'intéressé ne pose pas de question au sujet du pronostic de sa maladie, le médecin doit-il lui imposer la vérité au nom de la responsabilité qu'il endosse vis-à-vis de l'enfant à naître ? N'est-ce pas le « sanctionner » d'être malade que de lui refuser cette possibilité d'enfanter qu'il accorderait à un homme bien portant ?

Le principe de bienfaisance qui plaide en faveur de la fécondation in vitro entre toutefois en contradiction avec le principe de non-malfaisance qu'inspire la crainte pour l'enfant à naître. L'enfant n'est-il pas traité comme un simple moyen ? On peut présumer au départ que le père ne peut vouloir la fécondation de son sperme que s'il pense qu'il pourra élever son enfant. Dans le cas où il souhaiterait seulement s'immortaliser à travers sa descendance ou laisser une trace de lui à sa conjointe et ses proches, l'enfant serait traité comme un moyen (on retrouve le cas cité plus haut de « l'enfant-mémoire » ou « l'enfant-relique »). L'enfant serait en ce cas aimé non pas pour lui-même mais en tant qu'il rappellerait (voire ressusciterait imaginairement), le disparu (« tu me rappelles ton père »...).

Faire de lui à la fois un enfant sans père et un enfant du deuil, n'est-ce pas l'obliger à affronter une épreuve morale qui ne fait pas sens dans la perspective du développement de sa personnalité ? Il semble que les seules souffrances que l'on puisse accepter moralement pour un enfant soient celles qui sont liées aux contraintes de l'éducation. Qu'il existe des enfants éduqués dans des conditions défavorables, que d'autres soient prématurément orphelins en raison des circonstances de la vie ou d'autres encore nés pour satisfaire un désir d'immortalité, nul n'en disconviendra. Cependant, on aura beau constater autour de soi l'existence de nombreux foyers où des enfants sont perturbés, on n'arrivera pas à en déduire le devoir d'en rajouter un supplémentaire.

4) La médecine face à la demande d'« accueil d'embryon »

En France, si le droit français n'autorise pas la conception artificielle d'embryons issus de mères d'emprunt, de femmes homosexuelles, célibataires, veuves ou ménopausées, il accorde, en revanche, la possibilité du transfert d'embryon chez un autre couple, moyennant le consentement des donneurs[205]. Un couple

205 Le décret d'application sur l'accueil d'embryon humain, prévu en 1994, a été publié le 2 novembre 1999; sur les détails de cette réglementation cf. B. Foliguet « La réglementation de l'accueil d'embryons : législation, contraintes, difficultés et ambiguïtés du don d'embryons en France » in *Reproduction humaine et hormones*, Volume XIV n°6, éditions ESKA, 2001 p.p. 416- 419.

ayant eu recours à une FIV peut consentir, à titre dérogatoire, au transfert des embryons congelés qui n'entrent plus dans son projet parental. Cette possibilité qui élargit la panoplie thérapeutique des médecins de la reproduction peut paraître éthiquement recevable puisqu'elle met en œuvre la règle du respect de la vie par la sauvegarde de l'embryon surnuméraire. On peut estimer qu'elle actualise le principe de non-malfaisance qui prédomine dans le contexte des décisions en début de vie : ne serait-ce pas être malfaisant à l'égard de l'embryon que de le destiner sciemment à la destruction ou à la recherche quand une procédure d'accueil permettrait de le faire venir au monde après un parcours *in utero* ? Cependant, eu égard aux conditions de sa naissance, du fait des préjudices psychologiques qu'il pourrait être amené à subir, il est permis de se demander si l'embryon ne représente pas un patient potentiel, auquel cas le bien-fondé d'une telle décision deviendrait problématique.

Commençons par écarter la première objection qui peut nous venir à l'esprit : s'il fait l'objet d'un « don »[206], l'embryon n'est-il pas traité comme simple moyen ? S'il peut être « donné », cela ne suppose-t-il pas qu'il soit la propriété de quelqu'un, qu'il appartienne à l'ensemble des biens susceptibles de faire l'objet d'un contrat de donation[207]? Tel un bien matériel, il est mis au service d'une finalité extrinsèque à laquelle on ne peut que présumer qu'il donnera son consentement ultérieurement, à supposer qu'il apprenne les conditions de sa naissance. Pour autant, si nous reprenons l'énoncé de la formule dérivée de l'impératif catégorique, nous nous rendrons compte qu'il implique seulement que l'usage que nous fassions d'un autre puisse rencontrer son approbation : « l'homme, et en général, tout être raisonnable, existe comme fin en soi, et non pas

[206] Sur les motifs de cette démarche, cf. B. Foliguet *op. cit.*, p. 417 : « Les couples demandeurs potentiels sont ceux qui sont atteints d'une double stérilité mais aussi ceux qui pourraient bénéficier d'un don de sperme ou d'un don d'ovocyte mais qui pour diverses raisons préfèrent l'accueil d'embryons ». Parmi ces raisons diverses, la loi de 1994 évoque les maladies graves transmissibles.

[207] C'est précisément en vue d'échapper à cette objection que l'appellation juridique fait état d'un « accueil » d'embryon, une habileté rhétorique qui frise de près l'hypocrisie.

simplement comme moyen dont telle ou telle volonté puisse user à son gré »[208]. C'est dire qu'il peut être traité comme un moyen sous la condition qu'un tel statut ne soit pas exclusif de son traitement en qualité de « fin en soi ». Or, le fait d'être l'objet d'un transfert vers un autre couple n'interdit pas à l'embryon d'être désiré et aimé comme concrétisation de l'amour conjugal. Dès lors, on pourrait considérer qu'un embryon accueilli par un autre couple est à la fois une fin et un moyen ainsi que le réclame la formule kantienne, en présumant son approbation au motif que l'être est préférable au néant.

Toutefois, du fait de la particularité des conditions de sa naissance, la présomption d'un consentement en un tel cas de figure ne peut s'imposer avec la même force que dans le cas d'un embryon conçu *in vitro* à partir des gamètes de ceux-là même qui vont l'élever. Il s'agit, en effet, en la circonstance, de présumer du consentement de celui que l'on projette de faire naître génétiquement orphelin. Il est vrai que le principe de bienfaisance peut jouer en faveur du couple demandeur : face au sentiment d'« injustice » que le risque de transmission d'affection génétique grave ou l'échec des tentatives réitérées de fécondation *in vitro* n'a pas manqué de susciter chez les deux conjoints, l'émotion de *compassion* (qui nous incline à la bienfaisance) compte parmi les éléments qui plaident en faveur de la procédure d'accueil d'embryon. A l'origine de la démarche de ce couple, il existe une souffrance occasionnée par la frustration de n'avoir pu donner à leur union amoureuse son expression naturelle face à laquelle le médecin de la reproduction ne peut demeurer insensible. Répondant à son obligation de moyens, ce dernier peut donc être enclin à décider de proposer à ce couple, en dernier recours, la solution de l'accueil d'embryon en suivant la maxime qui définit le principe de bienfaisance : « accomplir au profit du patient un bien qu'il puisse reconnaître en tant que tel ». D'autant que chacun sait qu'enfanter est une pratique valorisée par la société et que tout être humain est habité par un légitime désir d'estime de soi qu'il

[208] Kant E., *Fondements de la métaphysique des mœurs*, *op. cit.*, p. 149.

ne peut accomplir que par la réalisation concrète de capacités socialement reconnues. Par conséquent, le médecin qui offrirait à une femme stérile la possibilité de puiser le sentiment de l'estime de soi dans sa capacité à donner la vie à un enfant ne saurait qu'être approuvé du point de vue du principe de bienfaisance.

Il reste que nous ne sommes pas ici dans la situation d'une relation médecin-malade ordinaire. En un tel contexte décisionnel, nous devons prendre en compte l'avenir de celui qui est appelé à venir au monde. Prenant conscience du risque de nuire à la santé psychologique de l'enfant à naître en lui imposant des conditions d'existence défavorables, le médecin ressentira une *crainte* qui va réactiver son attachement au principe de non-malfaisance (« ne pas imposer à autrui des préjudices ou des souffrances qui ne feraient pas sens pour lui »). Une telle inquiétude l'incline à anticiper sur les conditions d'épanouissement de l'enfant en interrogeant le déroulement temporel de la vie au sein de laquelle sa personnalité est appelée à prendre forme, dès l'instant où les parents décideraient de le tenir informé des conditions spéciales de sa venue au monde. Elle révise la disposition compassionnelle pour le couple qui constitue le mobile du principe de bienfaisance.

La tension existante entre les deux émotions en jeu (compassion pour le couple et crainte pour l'enfant à naître) suscite un cas de conscience dont il importe d'élucider les tenants et les aboutissants. En effet, même si on peut tout à fait imaginer qu'un enfant parvienne à vivre avec l'idée qu'il n'est pas le fruit des gamètes de ses parents, la tournure difficile que prend l'existence de certains enfants adoptés suffit cependant à nous convaincre qu'une information de cette nature peut constituer un poids psychologique particulièrement contraignant. Sans doute peut-on présumer du consentement de tout être à venir au monde en vertu du postulat communément admis suivant lequel « l'être vaut mieux que le néant ». Reste qu'un postulat métaphysique de cette sorte ne peut pas être affirmé avec la même force de conviction *quelles que soient les conditions dans lesquelles l'enfant va naître.* Nul n'en disconviendra : la supériorité de l'être par rapport au néant parait plus flagrante pour des enfants nés sans handicap et éduqués dans un climat affectif et chaleureux que l'inverse.

Dans le cas présent, il n'est pas question d'un handicap physique mais d'un handicap existentiel, s'il est vrai que, toutes choses égales par ailleurs, il est préférable pour un être humain de voir le jour dans sa famille d'origine. Seule la garantie de compensations peut nous faire admettre l'idée de conditions d'existence initiales défavorables. Par exemple, nous pouvons présumer du consentement d'un enfant à venir au monde porteur d'un handicap, même important, si nous pouvons avoir l'assurance qu'il va pouvoir bénéficier d'infrastructures appropriées à son handicap, d'une protection affectueuse et d'un suivi affectif personnalisé dont ne jouit pas la moyenne des autres enfants. Or, qu'en est-il de l'enfant qui naît biologiquement orphelin après que ses géniteurs ont confié à un autre couple le soin d'assurer sa gestation et son devenir ? Pouvons-nous assurer à de tels enfants qu'ils baigneront dans un élément familial moins exposé que les autres aux conflits et aux aléas de la vie conjugale (ce qui constituerait une forme de compensation) ?

L'impossibilité dans laquelle nous nous trouvons de répondre par l'affirmative à cette dernière question maintient la crainte à laquelle le médecin est rendu sensible par son attachement au principe de non-malfaisance. La persistance de cette crainte révise la compassion initiale qu'il peut ressentir (simultanément) pour le couple demandeur. Elle l'invite à entreprendre un travail d'anticipation. Certes, il n'est pas permis de déduire le destin personnel d'un enfant de l'histoire de ses parents. En même temps néanmoins, pour mener à bien cette démarche anticipatrice, le médecin ne dispose pas d'autre point d'appui que l'histoire qui précède sa naissance. Aussi, de la question : « dans quelle temporalité l'enfant est-il appelé à vivre » ? est-il renvoyé à celle-ci : « de quelle histoire va-t-il hériter »?

Un tel questionnement interroge en premier lieu la temporalité du couple appelé à accueillir cet enfant. Ce dernier doit pouvoir tisser les contours de sa personnalité dans la trame d'une histoire suffisamment stable pour se prévaloir d'une assise psychologique solide. La règle éthique qui enjoint à intégrer la temporalité du couple parmi les paramètres de la décision médicale est incorporée par la législation française en vigueur puisque, comme nous l'avons rappelé plus haut, il est demandé aux conjoints qui souhaitent bénéficier d'une des techniques d'AMP de justifier d'au moins deux ans de vie commune. Le souci d'inscrire l'histoire de l'enfant dans un environnement propice à son développement transparaît également à travers la prise en considération des conditions sociales, matérielles et psychologiques du couple d'accueil[209], ainsi que dans la prise en compte, sur le plan médical, des antécédents familiaux (hépatite virale, etc.) qui protège l'enfant contre les risques de transmission d'une pathologie sévère. Là encore, la situation présente est articulée au passé en vue d'assurer à l'enfant à naître des conditions de vie équivalentes à celles d'un enfant normal.

Il reste que le droit positif ne peut guère aller au-delà de ces mesures de précaution. Certes, on peut toujours penser que le couple, rompu à la philosophie spiritualiste de l'être familial qui fait primer l'affectif sur le biologique, ne dispensera pas à l'enfant les informations afférentes à son mode de conception, en raisonnant de la façon que nous avons préconisée pour la conception hétérologue (IAD). Rappelons ici que cette règle du silence par défaut (à défaut d'en avoir trouvé une meilleure) peut être tout au plus recommandée et non imposée au couple. Nous n'avons pas nié la toxicité psychique des secrets vécus comme encombrants mais seulement mis en garde contre la thèse dogmatique selon laquelle tout secret est nécessairement pathogène. La règle du silence par défaut serait sans doute la

[209] Le président du Tribunal de Grande Instance vérifie le consentement que le couple a livré à un clinicien agréé de l'équipe et « s'assure que le couple peut offrir à l'enfant à naître des conditions familiales, éducatives et psychologiques satisfaisantes. Il pourra convoquer ce couple s'il le souhaite». (Foliguet B., *op. cit.*, p. 417)

moins mauvaise solution mais on voit mal comment elle pourrait être universellement préconisée.

En outre, il semble que dans le cas de l'accueil d'embryon le choix du secret par les parents s'impose avec une force de conviction bien moindre que dans le cas d'une insémination avec sperme de donneur. En effet, la crainte qui sensibilise le médecin au principe de non-malfaisance n'incite pas seulement à se demander si l'on peut présumer du consentement de l'enfant à naître génétiquement orphelin : elle porte encore à s'interroger sur les méthodes à la faveur desquelles il a été conçu. Sont-elle sans danger pour sa santé future ? Depuis plusieurs années la micro-injection du spermatozoïde dans l'ovule (ICSI) est pratiquée lors de nombreuses FIV et nul ne peut garantir son innocuité sur la constitution de l'embryon. Or, ni l'enfant ainsi conçu ni ses parents d'accueil n'ont consenti à cette méthode qui peut avoir été pratiquée, entre autres, parce que le père génétique présente une stérilité héréditaire. Etre stérile ne signifie pas que l'on ne produit pas de spermatozoïdes, comme on l'imagine parfois. Cela peut signifier qu'on en produit trop peu (ou peu de bonne qualité) pour que la fécondation puisse s'accomplir selon les modalités de la procréation naturelle. C'est ici que se profile l'éventualité pour l'enfant d'être un « orphelin de l'ICSI ». Or, si l'éventualité d'un tel handicap pose déjà un problème d'éthique lorsqu'il s'agit pour l'enfant de naître dans sa famille d'origine, *a fortiori* ne peut-elle être tenue pour dérisoire lorsqu'elle surgit dans un contexte où il s'agit de présumer du consentement de l'enfant à naître dans des conditions d'orphelinat déjà en soi défavorables[210]. La règle du silence ne s'impose donc pas avec

---

[210] D'après une étude présentée il y a deux ans à Madrid devant le congrès de la Société Européenne de Reproduction Humaine et d'Embryologie, les enfants nés à la suite d'ICSI ont trois fois plus de risques de naître avec une malformation que lors d'une fécondation naturelle (Cf sur ce point Benzadon G., *Le Quotidien du Médecin,* 03/07/03). L'étude a porté sur l'analyse de 541 enfants issus d'ICSI, de 440 issus de FIV et de 542 témoins conçus naturellement. Selon cette étude, seuls les enfants issus de fécondation in vitro classique ont un développement tout à fait similaire aux enfants conçus naturellement, que ce soit en terme de poids, de taille, de capacités psychomotrices, d'apprentissage ou de comportement. (Ces résultats portent sur des enfants âgés de 5 ans).

autant de force que dans le cas du don de sperme anonyme. D'une façon générale, ce cas pose la question des conditions d'accès de l'enfant aux pathologies héréditaires dont il est susceptible d'être porteur[211].

Dans l'intérêt de l'enfant, il parait indispensable que le médecin s'interroge sur la particularité de l'histoire des géniteurs qui sera portée à sa connaissance. Dans cette histoire, l'enfant retiendra que s'est produit un évènement décisif pour sa destinée personnelle : il s'est trouvé un jour écarté du projet parental de ses ascendants biologiques. A propos des couples qui recourent à une FIV et à la congélation qu'elle induit, on doit faire observer qu'ils ne sont pas au départ inscrits dans une démarche de don. Ce n'est que de façon accidentelle qu'ils le deviennent et le transfert des embryons en surplus à d'autres ne faisait pas partie de leur motivation initiale. De ce fait, il y a toujours lieu de penser que c'est par dépit qu'ils font don de leurs embryons surnuméraires à d'autres couples[212]. Ils abandonnent un embryon à une nidation extraconjugale lorsque, eux-mêmes, ont déjà constitué leur famille et ne souhaitent plus l'agrandir. L'enfant qui va venir, s'il est informé du scénario de sa naissance, devra donc vivre avec l'idée qu'il a dû faire l'objet d'un transfert faute d'avoir pu être porté par sa mère biologique. Un malheureux hasard a voulu que ce soit son frère et/ou sa sœur qui aient été implantés dans l'utérus de leur mère commune. Comment ne pensera-t-il pas qu'il a « tiré le mauvais numéro » à la grande loterie de la gestation ? Ne va-t-il pas être conduit à se considérer

---

[211] C'est la raison pour laquelle M. Foliguet (*op. cit.*, p. 419) estime que « de nombreux embryons obtenus par ICSI ne pourront pas être cédés ».

[212] Ces craintes concernant les mobiles de la démarche conduisent certains praticiens à proposer la substitution du double don de gamètes à celui du don d'embryon : cf. sur ce point Le Lannou D., « Les indications médicales de l'accueil d'embryons » in *Reproduction humaine et hormones*, Volume XIV n°6, éditions ESKA, 2001 p. 425 : « Le double don de gamètes implique une démarche volontaire et positive des deux donneurs (ses) de gamètes, situation beaucoup plus simple et claire que celles des couples qui vont donner leurs embryons ». Cette solution ne nous paraît guère plus satisfaisante que celle de l'accueil de l'embryon dans la mesure où la filiation ne « dépasse » par la nature au sens hégélien que nous avons fait nôtre, mais l'arrache à tout ancrage biologique (ni la mère ni le père ne sont les géniteurs).

comme celui qui est « resté au fond du congélateur » ? Ne va-t-il pas ressentir un sentiment d'abandon de la part de ses ascendants biologiques ?

Sachant qu'il a été transféré parce que les géniteurs étaient parvenus au seuil de reproduction qu'ils s'étaient fixés (en général avoir deux enfants), il devra vivre avec l'idée qu'il a probablement quelque part une fratrie qu'il ne connaît pas. Même si le risque de rencontres incestueuses (relations sexuelles avec sœur ou frère biologique) est objectivement très faible[213], il ne saurait être indifférent pour lui de se pressentir membre d'une fratrie. Le couple d'origine – à tout jamais inaccessible eu égard à la règle de l'anonymat - n'est pas lui-même à l'abri du remords d'avoir laissé naître et vivre ailleurs des enfants dont il peut seulement imaginer ce qu'ils sont devenus depuis le don. Comment s'assurer qu'il ne regrettera pas, avec les années, de n'avoir pas inscrit cet enfant transféré dans son « projet parental » ? Et au nom de quel argument cet enfant confié à l'éducation d'autres parents pourra-t-il chasser de son imaginaire une telle éventualité ?

Le souci de l'intérêt de l'enfant devrait en outre nous incliner à explorer toutes les histoires de chaque enfant concerné, y compris celles des enfants du couple donneur. Ceux-ci ne peuvent-ils pas se sentir bouleversés à l'idée qu'ils ont, quelque part, des frères et des sœurs biologiques inscrits dans des filiations différentes ? Ce n'est pas une hypothèse d'école mais une éventualité qui prend appui sur un fait historiquement avéré. Déjà dans le cas le plus classique du don de gamète, les enfants d'un père donneur ne sont jamais sans éprouver quelque trouble à l'idée de savoir qu'ils ont des demi-frères ou demi-sœurs biologiques dont ils sont condamnés à ne jamais rien savoir. Qu'en est-il lorsqu'il s'agit de frères et sœurs génétiques « à part entière » ?

---

[213] Cf. sur ce point Foliguet B., *op. cit.*, p. 419 : « Alors que la loi bio-éthique limite à 5 (...) le nombre des grossesses par donneur de gamètes pour éviter les risques de consanguinité, aucune indication dans ce sens n'est donnée pour l'accueil d'embryons bien que les enfants nés soient biologiquement frères et sœurs ».

C'est dire que la crainte pour l'enfant à naître oppose à la compassion pour le couple demandeur une résistance dont la force est loin d'être négligeable d'autant que le médecin ne peut pas ne pas s'interroger sur le partage des motivations du côté de la parenté. Car si on peut aisément comprendre l'intérêt et la motivation de la future mère, ceux du futur père sont indécidables. Est-il de son intérêt d'adopter un enfant dont il connaît les risques d'être porteur d'une stérilité héréditaire ? Est-il de son intérêt d'adopter un enfant dont il ne peut connaître à l'avance les caractéristiques morphologiques avec la même assurance que s'il devait adopter un enfant déjà né[214] ?

Assurément, le cas de stérilité double - autant que celui du risque de transmission d'une pathologie génétique - place le couple demandeur dans une situation de « patients » qui donne à la procédure une allure *thérapeutique*. Mais c'est une question de savoir si leur prise en charge, lorsqu'ils sont entrés dans une démarche d'adoption, ressort encore de la sphère thérapeutique. Force est de reconnaître que l'accueil d'embryon n'est pas une intervention qui se situe dans la continuité de l'expérience du praticien engagé dans la médecine de la reproduction. Il ne s'agit pas pour lui d'élargir l'éventail des techniques qu'il a utilisées jusqu'à présent au cours de sa carrière. La pratique de la fécondation *in vitro* est d'abord une méthode d'assistance médicale à la procréation intra-conjugale. L'IAD maintient, même si elle le fragilise, un ancrage génétique dans le lien de filiation. Or, l'extra-conjugalité est totale dans le cas de l'accueil d'embryon.

---

[214] On comprend les recommandations des praticiens concernés en matière d'information : « il est très important de rappeler aux couples receveurs qu'après conception naturelle environ 3% d'enfants naissent porteurs d'une anomalie chromosomique et/ou d'une malformation et que l'AMP malgré sa médicalisation ne leur garantit pas la naissance d'un enfant indemne de toute anomalie » (Plachot M., « L'accueil d'embryons. Quels embryons peut-on ou ne peut-on pas faire accueillir ? » in *Reproduction humaine et hormones*, Volume XIV n°6, éditions ESKA, 2001 p. 422).

Si le couple est d'ores et déjà investi dans une démarche d'adoption, il ne peut préférer l'« adoption précoce » de l'embryon que parce que celle-ci a l'avantage de permettre à la future mère de connaître l'expérience de la grossesse. Le praticien n'a plus ici affaire à un besoin de soin (vaincre la stérilité) mais à la demande d'assouvir un désir de grossesse. Or un tel désir, pour légitime qu'il soit, ne va pas sans opacifier la finalité de la médecine reproductive. D'autant que le médecin de la reproduction se trouve bon gré mal gré engagé dans une démarche à caractère eugénique. On devine en effet que les embryons conçus par des femmes âgées de plus de 38 ans ne seront pas retenus pour une telle procédure puisque le risque d'une trisomie 21 augmente sensiblement à hauteur de ce seuil et justifie la prise en charge d'une demande d'amniocentèse[215]. L'analogie que présente ce cas de figure avec le don de sperme anonyme réactive le dispositif de contrôle de la qualité de l'enfant à naître. Parmi les critères qui entrent en jeu dans la sélection de l'embryon, on doit compter avec des normes d'appariement physiques calquées sur celles du don de gamète. Le souci que l'enfant à venir ne soit pas affecté d'une anomalie génétique ou chromosomique peut aller jusqu'à la justification du diagnostique pré-implantatoire (DPI) : « faire accueillir par une receveuse les embryons d'une femme de plus de 38 ans implique qu'elle soit informée du risque génétique potentiel (...) Les receveuses seraient-elles ravies de recevoir ce type d'embryon ? Probablement pas. Seul un diagnostic génétique pré-implantatoire systématique en vue de ne replacer que les embryons dépourvus d'une aneuploïde permettrait de régler ce problème. Quand commence l'eugénisme » [216] ?

Au terme de ces considérations, il apparaît que la pratique du transfert d'embryon soulève trois questions d'éthique majeures :

---

[215] Cf. sur ce point Foliguet B., *op. cit.*, p. 419 : « Il paraît logique de n'accepter que les dons provenant d'un couple dont la femme avait au moins 38 ans au moment de la fécondation de l'embryon. L'annonce du refus aux couples donneurs sera un moment délicat surtout si le couple a eu un enfant ».
[216] Plachot M., *op. cit.*, p. 421.

-Les lourdes éventualités qui pèsent sur l'origine de l'enfant - être en quête de sa filiation biologique, le savoir de la probabilité d'avoir des frères et/ou des sœurs qui existent quelque part et qui ont eu la chance de venir au monde au sein de leur famille biologique, l'éventualité d'avoir hérité de la stérilité d'un père que l'on ne connaîtra jamais - font que la procédure de l'accueil d'embryon manque au devoir d'assurer à l'enfant les conditions minimales d'épanouissement de sa personnalité. Rien ne permet d'assurer que les contraintes psychologiques que l'on impose sciemment à l'enfant ainsi fabriqué seront contrebalancées par des avantages en compensation (qualité d'éducation supérieure à la moyenne, etc.). Peut-on vouloir, sur un plan éthique, imposer à un enfant d'autres contraintes que celles qui favorisent son éducation et son intégration à la collectivité ? Il est à craindre que le fait de devoir vivre dans un contexte d'orphelinat et d'incertitude quant à ses propres capacités de reproduction impose à l'enfant un jeu de contraintes psychologiques qui ne font pas sens dans la perspective de l'éclosion des potentialités dont il est porteur. On peut sans doute présumer du consentement d'un enfant à naître dans des conditions familiales ordinaires. Mais on ne peut pas présumer de son consentement à naître génétiquement orphelin, surtout en de telles conditions.

-Permettre « l'accueil d'embryons » revient à cautionner l'idée d'une médecine produisant délibérément en laboratoire des enfants orphelins, à une époque où le « droit d'accès à ses origines » -revendiqué par nombre d'enfants nés d'accouchements « sous X » - rappelle pourtant les angoisses identitaires que suscite une filiation à laquelle manque le premier maillon. Certes, les médias ont tendance à masquer dangereusement les nombreux cas d'adoptions réussies. On ne peut cependant ignorer qu'il existe toujours chez l'enfant adopté un risque de quête pathologique de son identité génétique. C'est ce risque que nous ne devons pas prendre à la légère si nous ne voulons pas perdre « le sens d'une vie authentiquement humaine sur terre »[217] par un excès d'artificialisation qui brouille nos repères symboliques.

-La procédure de l'accueil de l'embryon menace la décision médicale de dériver vers l'extramédicalité. Assurément, le désir d'une femme de porter en elle l'enfant qu'elle aura à élever est en soi compréhensible, comme toutes les expériences du plaisir corporel en général. Mais il faut prendre toute la mesure de la bifurcation que subit la médecine de la procréation du fait de cette inflexion techniciste en ingénierie biologique. Ce n'est plus du tout le problème de la stérilité qu'elle est appelée à prendre en charge.

Il semble donc que le décret 99-9925 du 2 novembre 1999 ait creusé un écart entre le juge et le médecin, le premier se faisant l'écho de la demande sociale, le second reconnaissant difficilement le sens de sa vocation dans le rôle d'un technicien prestataire de service. « On assiste incontestablement à une dérive progressive de l'aide à la procréation, quelles que soient les circonstances, même si elle reste marginale. Le médecin ne doit pas répondre à un désir d'enfant à n'importe quel prix, particulièrement si le prix à payer peut être celui d'une existence délibérément amputée de certaines de ses potentialités »[218]. Par suite, si cette pratique est particulièrement lente à se développer en France, il faut y voir l'effet d'une rupture trop marquée par rapport à ce pour quoi le médecin de la reproduction s'était engagé en investissant ce champ de l'activité médicale[219]. On ne

[217] Pour reprendre la maxime fameuse de Jonas H., *Le Principe responsabilité : une éthique pour la civilisation technologique* (1979), trad. J. Greisch, Éd. du Cerf, Coll. Passages, Paris, 1990, Préface, p. 30 : « Agis de façon que les effets de ton action soient compatibles avec la permanence d'une vie authentiquement humaine sur terre ».

[218] Comité Consultatif National d'éthique, avis N° 75, *op. cit.*, p. 10.

[219] Cf. sur ce point Le Lannou D., « Les indications médicales de l'accueil d'embryons » in *Reproduction humaine et hormones*, *op. cit.*, p. 424 : « Depuis 6 ans cette pratique n'est toujours pas effective en France. Ce retard pris dans sa mise en place tient probablement dans la nature même de cet accueil dont on ne sait pas

peut exiger d'un médecin qu'il prenne des décisions qui débordent du cadre des soins dans lequel il souhaitait *a priori* confiner son exercice.

C'est pourquoi il semble qu'en la circonstance, la réglementation juridique en vigueur ne trouve pas de support argumentatif consistant sur le plan philosophique. On pourrait même penser qu'elle pèche par défaut de cohérence lorsqu'on s'avise que le dispositif législatif auquel elle appartient interdit l'embryon d'être nidé par celle qui a participé à sa conception lors du décès du conjoint mais rend possible sa réimplantation dans un ventre anonyme. Sous cet éclairage, il faut admettre que l'avis favorable du Comité Consultatif National d'Ethique sur le transfert post-mortem trouve un argument de poids. La procédure d'accueil n'est-elle pas « particulièrement cruelle pour la mère à qui la loi interdit d'accueillir son propre embryon », tout en l'encourageant à « accepter qu'il soit accueilli par un autre couple stérile », et en l'autorisant « en tant que femme seule, d'adopter l'enfant d'une autre »[220] ?

---

s'il doit être considéré comme une assistance médicale ou non (...) Il n'y a médicalement aucune indication à l'accueil d'embryons ».

[220] Montagut J., « *XIVe Journées de techniques avancées en gynécologie obstétrique AMP et pédiatrie La loi de bioéthique 5 ans après et à l'heure de sa révision, op. cit.* Il s'agit d'une confirmation formulée en janvier 1999 de l'avis du Rapport. N°40, 17 décembre 1993 du Comité Consultatif National d'Ethique (*http://www.ccne-ethique.org/francais/start.htm*).

Conclusion

Ce qui appartient en propre à la famille n'est pas une quantité (le nombre d'individus physiques qui la composent est un aspect contingent) mais la qualité d'un vécu partagé auquel revient le nom d'*esprit*. La famille n'est pas une association « mosaïque » de sujets indépendants et existant par eux-mêmes. C'est une communauté d'interdépendance unifiée à elle-même par les liens invisibles de la tendresse et de la complicité. Ce qui vivifie les relations entre ses membres, c'est ce que l'on appelle avec justesse « l'esprit de famille ». Les photos de famille nous donnent à voir un rassemblement de personnes extérieures les unes aux autres. Elles ne nous montrent pas le principe interne qui les relie secrètement les unes aux autres. Les membres à travers lesquels cet esprit diffuse font corps dans une disposition commune à la coopération et à la fraternité qui les relie organiquement l'un à l'autre.

Il est vrai que la réalité quotidienne, avec son lot de divorces, de déchirements et de maltraitances infligées aux enfants, nous donne souvent l'image de cellules familiales divisées et séparées de ce concept de la famille. Il y a parfois loin entre l'idée de la famille que s'en faisaient les couples qui l'ont édifiée et celle qu'ils vivent au jour le jour (quand ils n'assistent pas, impuissants, à sa dissolution). Faut-il pour cela en conclure à la vanité de tout idéal de vie familiale ?

Qu'il s'agisse d'organisations familiales ou d'autres formes d'ensembles sociaux, l'unité d'un groupe ne peut jamais relever que d'un idéal dont le propre est d'être toujours en partie inaccessible. L'impossibilité d'incarner un idéal dans la réalité n'est pas une objection contre la valeur de cet idéal. Les faits habituels du mensonge et de l'hypocrisie qui viennent biaiser quotidiennement les relations humaines enlèvent-ils leur valeur à l'idéal de loyauté ? Il n'est pas de pire manière de raisonner que celle qui consiste à discréditer un idéal au nom de la réalité des faits. C'est la raison pour laquelle il est pour le moins péremptoire d'affirmer que le mariage a perdu de sa force symbolique à mesure que le nombre de divorces a augmenté. La multiplicité des divorces banalise le divorce certes, mais non le mariage lui-même. Une réalité perdrait-elle donc de sa valeur en se raréfiant ? On pourrait penser précisément l'inverse en songeant combien nous avons besoin que la beauté soit rare pour en apprécier la teneur. Selon le mot de Spinoza, « tout ce qui est très précieux est aussi difficile que rare »[221]. En quoi le mariage se déprécierait-il du fait que sa perpétuation n'est pas une donnée d'emblée acquise mais réclame persévérance, effort sur soi et réflexion ?

Il est heureux à cet égard que les lois de bioéthique de 2004 aient maintenu la primauté du lien matrimonial sur les autres formes d'union conjugale. Elles expriment une symbolique à laquelle il est permis de reconnaître sa grandeur à une époque où les effets de désocialisation engendrés par l'affirmation du primat de l'élément sur la relation (individualisme) nourrissent les extrémismes religieux et les replis communautaires.

Pour disqualifier cette suprématie juridique du lien matrimonial, on rappelle en général, statistiques à l'appui, que plus d'un tiers des mariages se terminent par un divorce. Mais que signifie cette statistique sinon qu'un couple qui s'engage par les liens du mariage compte deux fois plus de chances de perdurer que de se briser au fil du temps ? Et de quelle vision prophétique s'autorisera-t-on pour décréter que ce taux de divortialité doit inexorablement s'accroître dans les prochaines décennies[222] ? Déjà les lieux communs selon lesquels « on a de

---

[221] Spinoza, *L'éthique*, Idée/Gallimard, Paris, [1675], 1954, p.374.

[222] A quoi il conviendrait d'ajouter qu'un divorce qui rompt un lien matrimonial sans descendance n'a pas plus de portée qu'une séparation concubine. Seule est réellement significative une désunion qui démembre une famille. Il faudrait par conséquent que les statistiques dissocient nettement les divorces douloureux liés à la présence d'enfants de ceux qui n'occasionnent guère plus qu'un désagrément pécuniaire.

moins en moins d'enfants » ou « on se marie de moins en moins » ne correspondent plus avec la réalité contemporaine. L'avenir des mariages n'est pas plus décelable dans une courbe statistique que dans une boule de cristal. Il tient pour une large part à la façon dont les mariés de demain se représenteront leur alliance. Il sera fonction de leur capacité à construire une vision philosophique dépassionnée et lucide de ce qu'ils décident d'entreprendre. Les familles qui durent sont d'abord celles qui savent qu'il n'y a pas de famille idéale ou l'amour ne céderait jamais la place aux sentiments d'animosité et d'antipathie. Non pas que l'amour doive nécessairement coexister avec son contraire, comme s'il était en lui-même un sentiment pur et seulement souillé de l'extérieur par quelques passions parasitaires. Au vrai, et comme l'écrit justement Monique Canto-Sperber, « la caractéristique de l'amour est son ambivalence : il est puissance d'illusion mais il nous permet aussi d'accéder à une vérité ou une connaissance que nulle autre ressource ne nous donnerait (...) »[223]. En s'interrogeant sur l'essence ambivalente du désir amoureux, les conjoints feraient déjà un premier pas en direction d'une attitude de responsabilité partagée sur la base d'attentes respectives ajustées aux possibilités de chacun. La famille fusionnelle est un dangereux mirage et le fait de le savoir permet déjà de ramener les exigences de l'un envers l'autre à de sages proportions.

La famille ne doit pas seulement être vécue affectivement mais conçue philosophiquement. Le désir de fonder un « être ensemble » peut se ressourcer et se renouveler dans le temps par la réactivation d'une philosophie valorisante de la famille. Il ne sert à rien, selon nous, d'entonner un énième refrain sur la déliquescence de la famille en multipliant les jugements faussement désenchantés. Car enfin, d'où sait-on que les mariés d'aujourd'hui assimilent leur union nuptiale à « un rite festif » ? Au nom de quoi peut-on affirmer que désormais les émotions ressenties par les mariés ne sont plus celles de jadis ? En quoi le fait qu'il y ait davantage de divorces qu'autrefois peut-il affaiblir

[223] Canto-Sperber M., *L'inquiétude morale et la vie humaine*, *op. cit.* p. 33

l'intensité émotionnelle qui traverse le regard des époux le jour de la célébration ? Peut-on sérieusement croire que les couples se préparent à leur mariage aujourd'hui comme ils organiseraient une surprise-partie ? Et comment trouveraient- t-ils la motivation de sceller symboliquement leur alliance s'ils avaient l'intime conviction que leurs noces ne célébraient rien d'autre qu' « un contrat plus ou moins durable entre deux personnes »?

Gageons que si le monde des froides statistiques avait quelque retentissement sur la chaleur passionnelle du vécu individuel, ils ne se compteraient pas par dizaines de millions ceux qui aiment à se rendre chaque semaine chez leur buraliste de proximité pour tenter de décrocher les six numéros d'un jeu auquel ils ont statistiquement une chance sur quatorze millions de gagner ! Chacun se marie en croyant que son mariage à lui durera, quelque intimidantes que fussent les statistiques qu'on voudrait lui dresser sous les yeux pour l'en dissuader. Les couples apprendraient-ils qu'ils n'ont qu'une chance sur quatorze millions de rester mariés à vie que cela ne les empêcherait nullement de la tenter !

C'est seulement en adoptant un point de vue *impersonnel* sur le mariage que l'on peut croire qu'il a perdu de son lustre d'antan et qu'il n'est plus qu'une fête ou un contrat parmi d'autres. En songeant au vécu des centaines de milliers de personnes qui chaque année en France témoignent de ce moment solennel comme l'un des plus marquants moments de leur vie, et qui empruntent volontiers à la pompe ecclésiastique la tonalité religieuse qui exaltera la symbolique de leur union (même lorsqu'ils sont incroyants), nous serons enclins à penser que des émotions humaines persistent à travers les siècles, bien au-delà de la succession des générations. L'indicible émotion d'unir sa destinée à celle d'un autre humain est de celle-là.

La famille est une réalité affective et intérieure qui s'éprouve comme « esprit de famille » aussi bien dans la force de l'amour que dans la douleur infinie vers laquelle l'épreuve du deuil finit toujours par l'acheminer. C'est la permanence à travers les époques de cette vie affective qui explique le maintien de l'imaginaire symbolique qui gravite autour de la cérémonie nuptiale. C'est elle que nous avons cherchée à explorer en dégageant les trois caractéristiques spirituelles qui nous ont paru être incluses dans le concept de famille :

- L'indissolubilité du lien à l'enfant comme fondement de la connivence parentale ;
- La transcendance de l'être familial par rapport aux aléas de l'histoire conjugale,
- Le projet de construction de l'identité de l'enfant au sein d'un « climat d'amour et de confiance » (Hegel) dans lequel il est éduqué par deux parents de sexe opposé.

Ces trois composantes ne sont pas de simples dispositions institutionnelles codifiées en articles de lois. Elles reflètent l'essence du vécu des membres de la famille :

- Le sentiment que partagent les parents de la nécessité de subordonner leurs penchants individualistes au souci de préserver l'enfant des effets préjudiciables d'une possible séparation ;
- Le sentiment du caractère transitoire et secondaire des conflits conjugaux au regard de la souveraine et solennelle promesse de départ, fondatrice d'un être (« l'être familial ») qui a pouvoir sur eux ;
- Le désir de faire bénéficier l'enfant des ressources morales, intellectuelles et affectives que peuvent tour à tour lui dispenser des êtres humains de sexe opposé.

Même si dans la réalité quotidienne, la famille tend toujours plus ou moins à s'écarter de son concept (du fait de la finitude de l'homme, de la dimension passionnelle irréductible de son être), il semble que cette explicitation des trois composantes qui co-constituent ce que nous avons nommé après Hegel l'« amour éthique » peut contribuer à orienter et réguler la vie familiale. Même s'il préfèrerait sans doute être tenu à l'écart de ces enjeux, le médecin de la reproduction ne peut pas ne pas avoir à évoquer avec les couples la nature de l'engagement qu'ils contractent en s'aventurant dans le champ de la procréation assistée. D'une façon générale, le médecin assume des responsabilités relativement à la vie privée des individus qui ne constituent sans doute pas le cœur de sa profession mais dont il ne peut pas aisément s'exonérer. Car ce ne sont probablement pas des articles de droit mécaniquement prononcés par le maire ou son représentant qui peuvent suffire à donner au couple matière à réflexion sur le sens de son engagement. Le style du droit est par nature froidement rationnel et vaguement moralisateur. Il ne peut pas en être autrement. Quant à la parole du prêtre, elle n'est audible qu'aux oreilles de ceux qui partageront la même foi que lui.

Parce que la spiritualité ne se réduit pas à la religion, la vision spiritualiste de la famille n'est pas une philosophie religieuse. Parler d'esprit c'est simplement rappeler qu'il y a de l'invisible et de l'indicible dans les relations amoureuses et familiales (le lien d'amour et toutes ses déclinaisons) ; mais cette dimension immatérielle ne nous dit rien sur son origine. Elle peut donc être partagée par quiconque quelles que soient ses opinions sur l'existence de Dieu. Dire qu'il y a une *essence* spirituelle de la famille susceptible d'être exprimée à travers des principes éthiques tels que le principe de non-malfaisance, c'est dire qu'elle comporte des invariants structurels et qu'en conséquence, elle n'a pas à être « réinventée » comme on finit par le croire dès qu'on se focalise sur le démantèlement de la réalité familiale contemporaine.

C'est pourquoi même si elle doit tenir compte des mœurs contemporaines et ne peut plus être totalement identique à celle que Hegel avait conceptualisée au XIXe siècle, la philosophie spiritualiste de la famille que nous avons préconisée nous semble pouvoir servir de fil conducteur en matière de médecine reproductive. La famille n'est pas une entité en mouvement qui se réinvente à chaque nouvelle génération. Il nous semble que quitte à être taxés d'affreux réactionnaires, les médecins de cette spécialité ne doivent pas avoir honte de désavouer des demandes homoparentales dissimulées par des pseudo-unions hétérosexuelles. L'importance que nous avons accordée à l'altérité des sexes dans la représentation de la famille n'est pas le reflet d'une époque vouée au dépassement : elle trouve son fondement dans une argumentation philosophique autant que dans les travaux de l'ethnologie les plus reconnus sur le plan international : « après avoir affirmé, pendant environ cinquante ans, que la famille, telle que la connaissent les sociétés modernes, ne pouvait être qu'un développement récent, résultat d'une longue et lente évolution, les anthropologues penchent maintenant vers la conviction opposée, à savoir que la famille, reposant sur l'union plus ou moins durable et socialement approuvée d'un homme, d'une femme et de leurs enfants, est un phénomène universel, présent dans tous les types de sociétés»[224].

Manière de dire que la différence du masculin et du féminin n'est pas une simple péripétie vouée à disparaître au gré du progrès de l'histoire de la modernité. La différence entre les sexes n'est pas un élément accidentel et contingent de l'entité familiale ; elle est en son cœur comme la forme la plus appropriée au développement des facultés de l'enfant dans lequel nous voyons le sens et la finalité de la famille. Ne serait-il pas aventureux de miser sur la capacité de l'enfant à s'adapter à un contexte dont il ne pourrait manquer de percevoir l'abyssale singularité ? A qui fera-t-on faire croire que l'enfant « oublie » avec le temps qu'il n'a qu'un père ou qu'une mère et que cette situation marginale ne peut que lui apporter quiétude et bonheur ?

De notre point de vue, il n'est pas de décision plus éminemment respectable que celle qui prend résolument en

[224] Lévi-Strauss, « La famille », *in Claude Lévi-Strauss, textes de et sur Levi-Strauss,* réunis par R. Bellour et C. Clément, Paris, Gallimard, 1979, p.95 (ce texte est cité est commenté dans l'ouvrage de E. Roudinesco au tout début de *La famille en désordre*, mais visiblement dans l'indifférence totale à sa force de questionnement puisqu'elle reproche à ses confrères psychanalystes « de la fin du deuxième millénaire » leur « incapacité » à « penser le mouvement de l'histoire » (p. 238) du fait de leur homophobie.

charge le souci d'optimiser le développement futur des générations à venir. C'est parce qu'on ne peut pas blâmer une crainte qui s'adresse à la santé psychique d'un enfant, que l'Etat français n'a pas pu être condamné par la Cour Européenne des Droits de l'homme le 26 février 2002. Lorsqu'il s'est agit de savoir si la proscription française de l'adoption d'enfants abandonnés par des personnes homosexuelles ne portait pas gravement ombrage à d'autres droits comme « l'interdiction de la discrimination », ou le « droit au respect de la vie privée et familiale », la Cour a reconnu que l'homme ne pouvait pas faire valoir des droits dont l'application entraînerait une précarisation de la protection de l'enfance. Elle a fait sienne cette formule de Jonas : « s'imposer des limites est la première obligation de toute liberté »[225].

Quelques intellectuels en mal de radicalité contestatrice, depuis que la cause du « prolétariat » est passée de mode, cherchent à retrouver une image gratifiante d'eux-mêmes en venant au secours de nouvelles « minorités opprimées » au nom de la « justice ». On aimera savoir si leurs paroles pleines de commisération pour les victimes de l'homophobie correspondent à ce qu'ils ressentent eux-mêmes. Auront-ils jamais le courage de se poser la question de savoir s'ils eussent aimé être élevés par un couple de parents homosexuels ? Tolèrent-ils donc pour les autres enfants ce qu'ils n'auraient pas souhaité pour eux-mêmes ?

Comprenons bien qu'il ne s'agit pas en la circonstance de savoir si l'on tolère l'existence de *couples* homosexuels. Sur ce point, les mœurs et les lois ont connu des avancées décisives sur lesquelles il ne saurait être question de revenir. La question est de savoir si les formations triangulaires « enfant/père/père » ou « enfant/mère/mère » expriment l'essence intime de la famille, s'il s'agit là de manifestations de l'être familial *équivalentes* à celle de la triangulation classique enfant/père/mère. Quiconque tient pour acquis que l'homoparentalité exprime - au même titre

---

[225] Jonas H., *Pour une éthique de la nature*, *op.cit.* p. 146

que la biparentalité - l'essence triangulaire de la famille, doit pouvoir ressentir en lui qu'il veut ce type de configuration *avec la même force que* celle d'un couple hétérosexuel. C'est ici une question morale de sincérité qui s'impose au for intérieur de chacun. Il s'agit de s'interroger en conscience et non d'afficher des prises de position militantes et idéologiques ou de défendre l'homoparentalité au motif qu'il faut « être de son temps » ou « se mettre à la page » comme si toute innovation débouchait *ipso facto* sur un progrès moral de l'humanité. Le devoir de sincérité n'oblige-t-il pas à reconnaître qu'on ne peut vouloir d'un monde où les deux sexes se replieraient sur eux-mêmes pour constituer des familles où l'enfant ne pourrait être autre chose que le fruit d'une adoption ou le produit des techniques d'assistance à la procréation ? La prudence qui gouverne l'homme dans son souci d'écarter du chemin de l'enfant les risques qu'il voit peser sur son équilibre futur ne peut que rencontrer l'approbation de notre conscience. Les personnes homosexuelles sont souvent les premières à admettre que pour le développement d'un enfant un couple bisexué vaut mieux qu'une ascendance unisexuée. De ce point de vue, il paraît pour le moins problématique d'écrire au sujet des parents homosexuels que notre société «doit leur accorder les mêmes droits qu'aux autres parents » deux lignes après avoir écrit en toutes lettres qu'« il faudra bien admettre un jour que les enfants de parents homosexuels portent, comme d'autres, *mais beaucoup plus que d'autres, la trace singulière d'un destin difficile* »[226]. Assumer la perspective de confier à des couples homosexuels des enfants adoptés ou conçus à l'aide du sperme d'un donneur après qu'on ait reconnu qu'ils auront à pâtir de cette situation relève d'une tentation nihiliste.

Hans Jonas a laissé entrevoir les effets redoutables de cette tentation nihiliste exacerbée par la puissance technique et qu'il découvre aussi à l'œuvre dans le fantasme grandissant de vaincre la mort. C'est sous le signe de son « éthique du futur » que nous avons à faire valoir une certaine idée de la famille.

[226] *La famille en désordre*, *op.cit.* p.238 (nous soulignons)

Ordonnée autour du souci des conditions d'épanouissement de l'enfant, l'éthique du futur est « une éthique d'aujourd'hui qui se soucie de l'avenir et entend le protéger pour nos descendants des conséquences de notre action présente. Notre action d'aujourd'hui (...) est devenue si grosse d'avenir (...) que la responsabilité morale impose de prendre en considération, au fil de nos décisions quotidiennes, le bien de ceux qui seront ultérieurement affectés par elle sans avoir été consultés »[227].

Kant nous a enseigné que le monde cesserait humainement d'être habitable là où les hommes adopteraient des maximes dont ils ne voudraient pas qu'elles soient étendues à l'ensemble de l'humanité. On pourrait rétorquer que grâce aux techniques de procréation artificielle qui permettent à une femme célibataire d'être fécondée par la semence d'un donneur anonyme, ou symétriquement, à un homme d'avoir un enfant par une mère de substitution, on peut toujours concevoir un monde nouveau où les sexes mâle et féminin coexisteraient sans s'accoupler. Le clonage reproductif pourrait même permettre à une femme, d'enfant en se passant de la semence d'un conjoint. Mais comme le souligne Kant, il y a une différence entre la possibilité de *concevoir* un monde et celle de *vouloir* ce monde. Pouvons-nous *vouloir* d'un tel monde pour les générations futures ?

Le principe éthique de non-malfaisance - référence majeure en matière d'éthique dans le domaine de la médecine reproductive - repose tout entier sur cette idée que chaque enfant doit pouvoir bénéficier des conditions minimales pour se sentir chez lui dans le monde, y vivre à demeure par l'amour et l'estime sociale qui lui seront prodigués. Il ne sert à rien de mettre en avant des statistiques visant à démontrer que les enfants issus de femmes ménopausées ou élevées par des couples homosexuels arrivent à « s'adapter » à leur situation. Car

[227] Jonas H., *Pour une éthique du futur,* Rivages poche/ bibliothèque {1992] Paris 1998, p.69

précisément l'adaptation n'est qu'un objectif purement négatif qui n'épuise pas le sens du bien de l'enfant. Se sentir « chez soi » dans le monde est tout autre chose que s'y adapter bon gré mal gré en « faisant avec » les conditions défavorables dont on a hérité au départ. Ce que nous devons vouloir pour l'enfant n'est pas seulement un contexte où tant bien que mal il essaiera de s'adapter. L'idéal d'humanité auquel se rattache le fondement de la famille moderne est celle de l'accomplissement de tous les possibles dont l'enfant est porteur, la mise en œuvre des forces dont son corps et son esprit sont doués.

De ces considérations, il résulte que la famille n'est pas ce qui est à réinventer mais ce qui est à *préserver*. A l'heure où l'oubli de l'enfant menace de trouver dans le clonage reproductif son expression la plus achevée, nous avons besoin de raffermir notre détermination à agir sous l'égide d'une vision positive de l'humanité et de la famille qui est le lieu primordial de son développement. A leur manière, les professionnels de la naissance qui se sont engagés dans un projet de mise au monde « d'enfant-clone » sont en train de « réinventer » la famille à venir ; ils se situent dans la logique du « progressisme ». Pour l'heure, ils véhiculent surtout l'image la plus sinistre de l'homme : celle d'un être capable d'exposer sciemment un enfant aux plus graves périls psychologiques et physiologiques. Avant même de savoir si le projet de cloner un être humain va pouvoir aboutir, le simple fait de l'avoir tenté est déjà en soi un mal. Il attaque à sa racine à la fois l'image de la médecine et celle de l'homme. Il est en quelque sorte la terminaison par l'absurde de l'affirmation du « droit à la différence », au nom duquel chacun croit pouvoir s'autoriser à ne pas être et faire « comme tout le monde ». La quête maladive à laquelle se livrent aujourd'hui certains représentants du monde médical, chacun avide d'être le premier de l'histoire ayant réussi à faire naître un bébé-clone, ébranle la symbolique du médecin et, au-delà, porte atteinte à la dignité de la personne humaine.

L'idée la plus généreuse et la plus mobilisatrice que nous pouvons nous faire de l'homme est celle d'un être qui ne s'autoriserait jamais le moindre risque lorsqu'il s'agit de préparer les conditions de la venue au monde d'un enfant. L'être humain est l'être pour qui, dans son être, il doit toujours être question du souci de protéger l'enfant. Il n'est rien qui puisse davantage nous réconcilier avec le genre humain que la représentation symbolique de l'enfant blotti entre les bras de celui ou celle qui lui a donné la vie. C'est cette expérience fondamentale de la protection de l'homme par l'homme qui doit nous servir de fil conducteur dans les décisions à prendre concernant l'adoption ou les techniques d'assistance médicale à la procréation.

Glossaire

Eugénisme : théorie des bonnes naissances fondées par le biométricien Galton au XIXe siècle. Le but est de sélectionner les enfants à naître soit pour améliorer l'espèce (eugénisme dit positif), soit pour la délivrer de ses tares (eugénisme négatif).

Embryon : l'être humain pendant le premier stade de son développement qui dure 8 semaines et qui commence de l'instant de la fécondation (début de la grossesse ou de la fusion des gamètes dans le cas d'une procréation assistée). Au delà de ce stade et jusqu'à la fin de la grossesse, l'embryon reçoit le nom de **fœtus.**

Fécondabilité c'est la probabilité mensuelle d'obtenir une grossesse. Dans l'espèce humaine elle est d'environ 25%. Cependant, elle est très variable dans la population. Lorsque cette probabilité est nulle, on parle de stérilité (incapacité totale de procréer naturellement). Lorsqu'elle est faible (<5%) on parle d'hypofertilité.

Fécondation : union d'un gamète mâle et d'un gamète femelle de même espèce aboutissant à la formation d'un zygote.

Fécondation *in vitro* (FIV) méthode d'aide à la procréation destinée à surmonter la stérilité par le prélèvement d'ovocytes que le praticien de la reproduction fait venir à maturité au laboratoire avant de les féconder à l'aide du sperme du géniteur. Cette méthode a permis d'élargir à la prise en charge de la stérilité maternelle (trompes de Fallope bouchées) l'éventail des procédés de procréation artificielle.

Fivete : appellation familière de la fécondation *in vitro.*

Gamète : cellule reproductrice sexuée, mâle (spermatozoïde) ou femelle (ovule), avant la fécondation.

Gestation pour autrui (GPA) : méthode d'assistance à la procréation qui consiste pour une femme à user de la capacité gestationnelle de son utérus au bénéfice d'un couple par rapport auquel elle s'est engagée contractuellement à abandonner l'enfant issu de sa chair après sa naissance. Si la mère gestatrice porte l'embryon conçu *in vitro* par les parents génétiques du bébé à qui elle remettra l'enfant à sa naissance, alors elle est dite « mère porteuse». On la nomme « mère de substitution » lorsqu'elle porte et accouche « sous X » d'un enfant conçu par insémination artificielle avec le sperme du conjoint de la femme stérile. Dans certains cas, la mère gestatrice porte l'embryon conçu avec l'ovocyte d'une donneuse et le sperme du père biologique.

ICSI (''Intra Cytoplasmic Sperm Injection'') technique d'aide à la procréation qui consiste en la micro-injection d'un spermatozoïde dans le cytoplasme de l'ovocyte. Pouvant provenir d'un éjaculat frais ou congelé mais aussi être prélevé chirurgicalement dans le testicule à partir de spermatozoïdes immatures, le spermatozoïde injecté esquive le processus ordinaire d'interaction avec l'ovocyte par le choix délibéré d'un spermatozoïde en vue de cette fécondation assistée.

Infertilité : La fertilité ou fécondité est définie comme la capacité à obtenir une grossesse. Un couple est donc dit fertile ou fécond s'il a obtenu une grossesse. Dans le cas contraire il est dit infertile ou infécond, et l'on parle d'infertilité. Lorsque la personne est dans une incapacité procréatrice définitive, elle est dite stérile.

Insémination artificielle (IA) : technique d'assistance médicale à la procréation. Il s'agit, lorsque le sperme d'un homme est hypofertile (trop faible densité en spermatozoïdes) de le rendre fécondant par la congélation d'une série de collectes espacées dans le temps. Les échantillons sont alors déposés dans des paillettes de plastique et disposés à l'intérieur de bacs d'azote liquide. Lorsque le sperme est apporté par un tiers on parle d'**IAD (insémination avec sperme de donneur).**

Ovocyte : cellule reproductrice femelle au noyau haploïde apte à être fécondée par le gamète mâle.

Spermatozoïde : cellule reproductrice mâle qui correspond au terme ultime de la différenciation d'une spermatide, apte à féconder le gamète femelle.

Stérilité : Incapacité totale de concevoir, pour un homme, une femme ou un couple, à un moment donné. Cette capacité peut être temporaire et réversible, ou au contraire définitive et irréversible.

Zygote : cellule résultant de la fusion de la tête du spermatozoïde (1N) et de l'ovocyte (1N) dans laquelle les noyaux des gamètes qui ne se fusionnent pas (mais apportent chacun N chromosomes) reconstituent le nombre diploïde (2N) de chromosomes.

TABLE DES MATIERES

Philosophie à l'Harmattan

IRONIE ET SOLIDARITÉ
une introduction au pragmatisme de Richard Rorty
VAN DEN BOSSCHE Marc
En publiant L'Homme spéculaire (1990), Richard Rorty a provoqué une fracture fondamentale dans la philosophie. Deux thèmes s'entremêlent ici pour présenter ce pragmatiste de renommée mondiale (il a été traduit en plus de 25 langues): celui de l'autocréation de l'individu par la pratique de l'ironie philosophique envers la connaissance de tout ce qui peut nous définir, et celui de la manière dont l'individu contribue au façonnage de la société en coopérant à des actions convergentes: la solidarité.
(Coll. Ouverture philosophique, 16 euros, 186 p.) *ISBN 2-7475-7577-2*

JULIEN FREUND
Penseur "machiavélien" de la politique
DE LA TOUANNE Sébastien
La réédition récente de *L'essence du politique* de Julien Freund, avec une préface de P.-A. Taguieff a suscité un certain nombre d'articles élogieux qui ont tous souligné l'importance de cet auteur et l'actualité de son oeuvre. Ce premier ouvrage en langue française consacré à ce philosophe, politologue et sociologue atypique permettra à chacun de faire connaissance - ou de mieux saisir - la pensée politique de Julien Freund, ses sources intellectuelles et sa philosophie, tout en la situant dans le contexte des années 1950-1990.
(Coll. Ouverture philosophique, 27 euros, 330 p.) *ISBN 2-7475-7626-4*

EPISTÉMOLOGIQUES, PHILOSOPHIQUES, ANTHROPOLOGIQUES
KREMER-MARIETTI Angèle
Le présent volume se divise en trois parties dialectiques ou moments principaux d'une investigation qui prend sur la philosophie le point de vue épistémologique. La 1ère partie aborde certains problèmes laissés en suspens par la philosophie "fin de siècle" et dont l'interrogation portait tacitement sur La philosophie comme science humaine? La 2° partie ouvre la voie à une recherche de longue haleine, à travers les siècles philosophiques, de ce qu'on peut appeler les parcours du "je pense" au "je connais". La 3° partie aboutit à une question unique: "qu'est-ce que la vérité?"
(Coll. Epistémologie et Philosophie des Sciences, 33 euros, 416 p.)
ISBN 2-7475-7805-4

PROJET D'ÉLÉMENTS D'IDÉOLOGIE (1801)
DESTUTT DE TRACY Antoine-Louis-Claude
Dans son fameux *Mémoire sur la faculté de penser* publié en 1798, le Comte Antoine-Louis-Claude Destutt de Tracy (1754-1836) donne le nom d'*Idéologie* à la science de la pensée (des idées) et lui refuse celui de *Psychologie*, terme considéré à l'époque comme un terme de nature trop métaphysique. Reprenant le plan de son premier travail, il le développe dan le contexte des réformes de l'enseignement secondaire pour former un ouvrage de philosophie première qui prit le titre de *Projet d'éléments d'idéologie* où est exposé la science des idées.
(33 euros, 360 p.) *ISBN 2-7475-7634-5*

CHRIST ET INTERSUBJECTIVITÉ CHEZ MARCEL, STEIN, WOJTYLA ET HENRY
HATEM Jad
Quatre philosophes chrétiens aux destins exemplaires sont convoqués dans cet ouvrage consacré au thème de la rencontre dans le Christ. L'un, devenu Pape sous le nom de Jean-Paul II a canonisé l'autre, Edith Stein dont la vie et la pensée ont été infléchie par la rencontre avec le Christ. C'est la philosophie de l'intersubjectivité qui a conduit Gabriel Marcel au Verbe incarné. Après avoir contribué puissamment au renouvellement de la phénoménologie, Michel Henry trouva ses ultimes marques dans la christologie assumant fonction d'opérateur de l'intersubjectivité.
(Coll. Philosophie en commun, 14,50 euros, 168 p.) *ISBN 2-7475-7675-2*

LA PASSION DU VIDE
Dépression-Psychothérapie-Philosophie
KARL Guy Amédé
Et si, par-delà les discours psychiatriques, la dépression n'était autre chose que la vérité métaphysique de notre temps ? Rumination du vide, impuissance et passion, la dépression creuse dans la conscience le vertige d'une désillusion sans recours. Face à cette dévastation, que peuvent nos thérapies traditionnelles ? Et que peut rencontrer le patient carencé si ce n'est le silence impuissant de l'analyste ? A partir de l'expérience tragique de sa propre pathologie l'auteur interroge les causes et dénonce les remèdes.
(Coll. Psychologiques, 23 euros, 265 p.) *ISBN 2-7475-7665-5*

THÉODULE RIBOT
Philosophe breton, fondateur de la psychologie française
NICOLAS Serge
Théodule Ribot (1839-1917), contemporain de Bergson, fut un grand philosophe et surtout un grand psychologue de la fin du XIXe siècle. Il

est à l'origine du développement de la psychologie en France en tant que science autonome. La publication de ce livre constitue un acte important destiné à faire apprécier un personnage dont l'oeuvre ne peut être oubliée. L'objectif de ce livre est de donner au lecteur des repères historiques inédits sur la vie de Ribot mais aussi de proposer une analyse de ses différents écrits agrémentée d'extraits les plus représentatifs de son oeuvre.
(Coll. Encyclopédie psychologique, 19,80 euros, 226 p.) *ISBN 2-7475-7890-9*

LE RENOUVEAU DE L'ART TOTAL
Textes réunis et présentés par Danielle COHEN-LÉVINAS
L'art "total", c'était la grande utopie wagnérienne selon laquelle l'opéra, rassemblant de façon quasi fusionnelle la musique, le drame, les arts plastiques, la littérature, aurait du opérer une synthèse supérieure. C'est aussi l'utopie revendiquée par certains cinéastes persuadés que le cinéma finirait par purement et simplement remplacer le théâtre, le roman, la peinture, l'opéra. Au delà de "l'art total" conçu selon un mode synthétique, c'est le champ des décloisonnements, des différentes modalités de la confrontation et de l'interaction entre les arts qui nourrissent cette réflexion.
(Coll. ORFEO Recueil d'esthétique, de philosophie de l'art et de poïétique, 16,50 euros, 190 p.) *ISBN 2-7475-7169-6*

LES DILEMMES DE L'IDENTITÉ AUX CONFINS DE L'EUROPE. Le cas roumain
SPIRIDON Monica
Comment peut-on être ce que l'on est? Tactiquement reformulée par Valéry, la fameuse question soulevée par Montaigne n'a jamais cessé de stimuler tel ou tel imaginaire collectif à projeter des espaces originaires mémorables et des scénographies symboliques élaborées. Ne pas être perçus par les Européens comme de Bons Sauvages fut le rêve le plus précieux des Roumains, ravagés par un dilemme dont la version tranchante lancée par Cioran à Paris ne faisant que tirer au clair: "Comment peut-on être Roumain?"
(Coll. La philosophie en commun, 16,50 euros, 188 p.) *ISBN 2-7475-7043-6*

PAUL VALÉRY, LES PHILOSOPHES, LA PHILOSOPHIE
MAIRESSE Anne
Textes recueillis et présentés par Anne Mairesse
Bien que Valéry récuse la philosophie en maints endroits de ses écrits, on admettra qu'il lui donne paradoxalement, et sans doute par défaut, une place centrale dans sa réflexion. C'est sur le thème de Valéry et la

Philosophie, sous l'angle de l'esthétique poétique ou celui de la philosophie des "Cahiers", qu'est consacré ce numéro.
(Coll. Bulletin des études valéryennes 96/97, 24 euros, 280 p.)
ISBN 2-7475-7522-5

ECOLE DE FRANCFORT
Dialectique de la particularité
Nouvelle édition revue et augmentée
ZIMA Pierre V.
L'auteur analyse les rapports entre le libéralisme, l'individualisme, la particularité (individuelle) et quelques concepts fondamentaux de la Théorie critique de l'Ecole de Francfort. Située au centre de cet ouvrage, la dialectique négative d'Adorno apparaît comme une critique radicale de l'immanence historique préconisée par Hegel, Marx et certains néomarxistes. D'autres approches critiques sont commentées, celles de Benjamin, Horkheimer, Marcuse, Löwenthal et Fromm.
(Coll. diagonale critique, 19,50 €, 222 p.) *ISBN 2-7475-7719-8*

L'ENFANT PHILOSOPHE
Essai philopédagogique
TROVATO Vincent
Qu'est-ce que la philosophie? Peut-elle être enseignée dans les classes maternelles et primaires? La philosophie aidera-t-elle les enfants à développer un goût pour la connaissance et un esprit critique? Toutes ces questions sont au coeur d'un débat sans cesse renouvelé, reflet de toute une confrontation d'idées qui est née autour et alentour de La philosophie pour Enfants, programme conçu par le philosophe américain Matthew Lipman. Cet ouvrage aborde différentes expériences d'ateliers de philosophie et tente d'en saisir les intérêts pour l'enfant et l'école.
(Coll. Ouverture philosophique, 13 €, 140 p.) *ISBN 2-7475-7698-1*

LA NON-PHILOSOPHIE, SIMPLEMENT
Une introduction synthétique
RANNOU Jean-Luc
Qu'est-ce que la non-philosophie, cette nouvelle discipline inventée par François Laruelle? On répond à cette question en trois parties, qui correspondent aux trois moments essentiels du développement de la pensée laruellienne. Le premier moment élabore une science des hommes. Après avoir étudié une identité réelle: l'homme ordinaire, il est possible de passer au deuxième moment. Celui-ci propose une théorie générale de la science comme théorie des Identités. Enfin, dans un troisième moment, la non-philosophie propose une véritable science éthique.
(Coll. Nous, les sans-philosophie, 21 €, 238 p.) *ISBN 2-7475-7921-2*

540915 - Septembre 2013
Achevé d'imprimer par

1livre.com
du rêve à la réalité !